改訂4版

胎児心拍数モニタリング講座

大事なサインを見逃さない！

藤森敬也

福島県立医科大学医学部　産科・婦人科学講座 主任教授

MC メディカ出版

改訂 4 版

序文

『胎児心拍数モニタリング講座』初版は 2005 年 10 月に出版され，たくさんの皆さまにご愛読いただいて参りましたが，この度，おかげさまをもちまして，改訂 4 版を発行させていただくことになりました．皆さまもご存じのように，「産婦人科診療ガイドライン」や「産科医療補償制度・再発防止に関する報告書」において，胎児心拍数モニタリングの判読の重要性が再認識されています．

改訂 4 版では，一部症例を加えまた入れ替えて，新たな項目として，生理学的な基本事項「胎児心拍数の制御機構」を加えました．また，私が 10 年間の産科医療補償制度再発防止委員会委員を務めさせていただいた経験から，「産科医療補償制度・再発防止に関する報告書に学ぶ②」として，産科医療補償制度の事例から，胎児心拍数モニタリングの判読に関して，「いったい何が判読できていないのか」を解説しました．さらに，「胎児心拍数モニタリングにおけるピットフォール症例」として，胎児心拍数と子宮収縮の正確な計測と記録が行われないことによって起こりえるピットフォールを中心に，気を付けていただきたい症例について解説しました．

胎児心拍数モニタリングを判読するうえで，症例の背景を考えること，とくに母体の妊娠高血圧症候群や妊娠糖尿病，さらに胎児発育不全や羊水量異常などに注意を払うことが大切です．胎児心拍数モニタリングは現時点での胎児状態を推測する一つのツールにすぎません．経時的に変化していく胎児心拍数に対して，なぜそのような心拍数パターンが出現しているのか，その生理学的な意味を理解し，胎児状態を把握することが重要です．

以前にも増して皆さまのお役に立ち，これからも可愛がっていただける「胎児心拍数モニタリング講座」であることを願っております．

2021 年 11 月

福島県立医科大学医学部 産科・婦人科学講座 主任教授

藤森敬也

初　版

序文

『大事なサインを見逃さない！ 胎児心拍数モニタリング講座』と題して，「ペリネイタルケア」（メディカ出版刊行）に 2004 年 1 月号より 15 回にわたり連載を担当させていただき，このたび，いくつかの症例を追加することで単行本化することができました．

2003 年，日本産科婦人科学会周産期委員会より，用語・定義を統一することを目的に，さらには将来の臨床的・基礎的な胎児心拍数モニタリングの意義に関する研究に向けて基準をつくることを意図して，定義が示されました．これに先立ち，米国・カナダ合同の NICHD 委員会（National Institute of Child Health and Human Development Research Planning Workshop）でのガイドラインの作成が行われております．このガイドラインに基づき，日本産科婦人科学会においても定義が示されたということは，わが国においても世界に近いガイドラインに則って臨床的・基礎的な研究が行われ，世界に紹介されていくことが望まれていることと思われます．

本書では，典型的な胎児心拍数モニタリングと解釈，さらにそれらに関係する歴史的な文献を紹介し，また，その胎児心拍数モニタリングパターンの出現に至った胎児の生理学的状態を推測することも解釈上とても大切だと考え，簡単な胎児生理学も紹介しています．動物実験によって裏づけされた胎児生理学をよく理解し，胎児心拍数モニタリングパターンを解釈することが，とても大切なのです．本書が，分娩時に胎児心拍数モニタリングによる胎児状態の把握を課せられる多くの産婦人科医ならびに助産師にとっての必携書になることを願っています．

2005 年 8 月

藤森敬也

改訂２版

序文

『胎児心拍数モニタリング講座』初版は 2005 年 10 月に出版され，皆さまにたいへん可愛がっていただき，この度，改訂２版を発行させていただくことになりました．初版本は，1997 年の NICHD 委員会（National Institute of Child Health and Human Development Research Planning Workshop）ガイドラインと 2003 年の日本産科婦人科学会周産期委員会報告に基づいて書かせていただいた，「ペリネイタルケア」誌上での連載をまとめるという形でした．

その後，NICHD が 2008 年に新しい定義を発表し，本邦においては，「胎児仮死」に代わる用語として，さらに non-reassuring fetal status に対する邦語として，「胎児機能不全」という言葉が使用されるようになりました．また，2010 年には，日本産科婦人科学会周産期委員会提案として「胎児心拍数波形の分類に基づく分娩時胎児管理の指針」が発表され，いくつかの用語や定義が加わりました．改訂２版では，それら新たな用語や定義の解説を加えるとともに，「胎児機能不全と胎児 well-being 評価法」「胎児睡眠サイクルによる評価」「胎児心拍数モニタリング（分娩監視装置）の装着」という項目を新たに加え，さらに，若干の症例も追加しました．このように定義・用語が変わってきている経緯から，本書では，原著・原文に添って，「胎児ジストレス」という，今は使わない言葉をそのまま使用しているところもあります．

以前にも増して，皆さまのお役に立ち，そして可愛がっていただける「胎児心拍数モニタリング講座」であることを願っています．

2012 年１月

藤森敬也

改訂３版

序文

『胎児心拍数モニタリング講座』初版は 2005 年 10 月に出版され，たくさんの皆さまにご愛読いただき，この度，改訂３版を発行させていただくことになりました．この間，産婦人科診療ガイドラインの発刊や産科医療補償制度の開始など，産婦人科診療の標準化や安全で安心できる産科医療の提供に向けた，学会や国の取り組みが進みました．そういったなかで，ガイドラインや報告書でも胎児心拍数モニタリングの判読の重要性が指摘されています．

改訂３版では，まず，より実際の波形に近い見え方になるように，波形をカラー化してはっきり判読できるよう工夫しました．また，皆さまの知識の整理に役立つよう，章末に簡単な○×によるチェック問題を５問ずつ付記しました．さらに，新たな項目として，「『産科医療補償制度・再発防止に関する報告書』に学ぶ」と「子宮内感染例」「母体心拍との取り違え」を加えました．

産科医療補償制度の事例分析が進むにつれて，たくさんの脳性麻痺症例の胎児心拍数モニタリングも集められ，胎児心拍数モニタリングの重要性が再認識されています．産科医療補償制度の原因分析報告書の中で，胎児心拍数モニタリングについて「臨床経過に関する医学的評価」として指摘された実際の文章を挙げていますので，是非一読して，実際の言葉から臨場感を持って学んでいただき，自施設の監視方法と比較して活用していただければと思います．

以前にも増して皆さまのお役に立ち，そしてこれからも長年にわたって可愛がっていただける「胎児心拍数モニタリング講座」であることを願っております．

2017 年１月

藤森敬也

CONTENTS

注　この書籍の胎児心拍数モニタリング波形図は，実際の波形図を元にトレースし直したものです．一部，過去の波形図を現在の設定（縦と横の比率，すなわち1分=3㎝，30 bpm=1㎝）に合わせて，修正，作成している波形図もあります．

資料ダウンロード方法

本書の資料は、WEB ページからダウンロードすることができます。以下の手順でアクセスしてください。

■メディカ ID（旧メディカパスポート）未登録の場合

メディカ出版コンテンツサービスサイト「ログイン」ページにアクセスし、「初めての方」から会員登録（無料）を行った後、下記の手順にお進みください。

https://database.medica.co.jp/login/

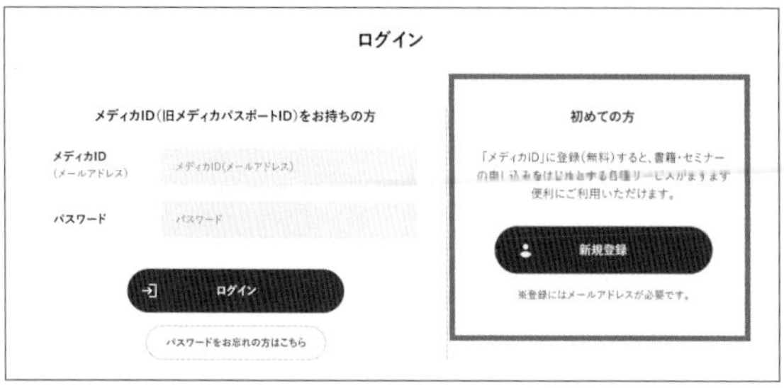

■メディカ ID（旧メディカパスポート）ご登録済の場合

①メディカ出版コンテンツサービスサイト「マイページ」にアクセスし、メディカ ID でログイン後、下記のロック解除キーを入力し「送信」ボタンを押してください。

https://database.medica.co.jp/mypage/

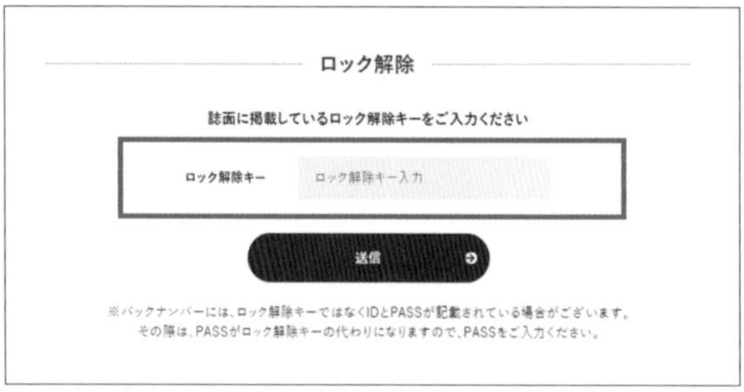

②送信すると、「ロックが解除されました」と表示が出ます。「ファイル」ボタンを押して、一覧表示へ移動してください。

③ダウンロードしたい資料のサムネイルを押すと「ダウンロード」ボタンが表示され、資料のダウンロードが可能になります。

ロック解除キー　K26ijVDB8k

＊WEB ページのロック解除キーは本書発行日（最新のもの）より３年間有効です。有効期間終了後、本サービスは読者に通知なく休止もしくは終了する場合があります。
＊メディカ ID・パスワードの、第三者への譲渡、売買、承継、貸与、開示、漏洩にはご注意ください。
＊データやロック解除キーの第三者への再配布、商用利用はできません。
＊図書館での貸し出しの場合、閲覧に要するメディカ ID 登録は、利用者個人が行ってください（貸し出し者による取得・配布は不可）。
＊雑誌や書籍、その他の媒体および学術論文に転載をご希望の場合は、当社まで別途お問い合わせください。
＊データの一部またはすべての Web サイトへの掲載を禁止します。
＊ダウンロードした資料をもとに作成・アレンジされた個々の制作物の正確性・内容につきましては、当社は一切責任を負いません。

第1章

胎児モニタリングの基礎知識

胎児心拍数モニタリングの有用性

はじめに

本項では，胎児心拍数モニタリングについての簡単な歴史と，現在まで考えられている胎児心拍数モニタリングの有用性についてお話しします．

■研究発展の歴史

胎児心拍数モニタリングと新生児脳症

1960年代から，この分野の代表的な研究者であった米国のホン（Edward H. Hon），ウルグアイのカルデロ-バルシア（Caldeyro-Barcia R.），スイスのハンマッカー（Konrad Hammacher）などを中心に，胎児心拍数モニタリングの研究が進められ，胎児心拍数パターンと胎児低酸素血症や子宮内胎児死亡，胎児血pH，Apgarスコアとの関連が示唆されました．胎児心拍数モニタリングが導入された当初，新生児中枢神経障害は分娩中の低酸素血症を原因とするため，胎児心拍数モニタリングにより早期に低酸素血症を発見できれば，悪化した子宮内環境から胎児を救出することで，脳性麻痺と精神遅滞の発生を予防できると考えられていました[1]．実際にこの時期の報告では，分娩中に胎児心拍数モニタリングを施行すると，分娩中および新生児期の死亡数の減少が認められ，低Apgarスコア値や新生児蘇生の頻度が減少したと述べられています．しかしその後の1970〜1980年のはじめに，前方視的無作為抽出試験（胎児心拍数モニタリングと間欠的胎児心拍数聴診法との比較）が行われて明らかになったことは，①胎児心拍数モニタリングにより低Apgarスコア値，胎児血pH低値，新生児蘇生，NICU入院などは，間欠的胎児心拍数聴診法と比べて減少しなかった，②胎児心拍数モニタリングにより胎児ジストレスが安易に診断され帝王切開率が増加した，ということで，予想とは反しており，cost benefitという面で本当に胎児心拍数モニタリングが有用なのかという議論が持ち上がりました．これらの無作為抽出試験のうち，唯一の利点はDublin trialで認められた新生児痙攣の減少といわれています[2]が，③新生児の長期的予後としての中枢神経障害は減少していなかったことも示されています[3]．しかしながら，胎児心拍数モニタリングや間欠的胎児心拍数聴診法施行群と，これらのモニタリングをまったく行わなかった群との比較を行うことは倫理的に不可能であり，実際には行われませんでした．

現在では，リスク因子の有無にかかわらず，胎児心拍数モニタリングが行われていますが，脳性麻痺の発生頻度に変化はないといわれています[4, 5]．これらの事実は，脳性麻痺の原因のうち，分娩時の asphyxia が原因と考えられるものがわずか 10％程度である[6] ことからすると，当然の結果なのかもしれません．

■胎児心拍数モニタリングの前方視的無作為抽出試験

前方視的無作為抽出試験

前述の胎児心拍数モニタリングの有用性に関する前方視的無作為抽出試験について，Vintzileos らは 9 つのランダム化された報告についてメタ分析を行っています（**表 1**）[7]．胎児心拍数モニタリングを行った群と間欠的胎児心拍数聴取（分娩第 1 期には 15 分ごと，分娩第 2 期には 5 分ごと）を行った群とを比較しました．その結果，胎児心拍数モニタリングで胎児管理を行うと，帝王切開率が 1.53 倍，吸引・鉗子分娩率が 1.23 倍となり，周産期死亡には差を認めませんが，低酸素血症が原因と考えられる周産期死亡は 0.41 倍に減少すると報告されています．さらに同様の報告を用いた Thacker らの分析[8] によると，胎児心拍数モニタリング施行群は，同様に帝王切開率の上昇を認めます（オッズ比 1.44〈95％信頼区間 confidence interval；CI：1.24 － 1.66〉）が，1 分後の Apgar スコアが 4 点未満の頻度は変わらず（オッズ比 0.89〈95％CI：0.70 － 1.12〉），新生児痙攣は減少（オッズ比 0.50〈95％CI：0.31 － 0.80〉）するものの，NICU 入院率（オッズ比 1.00〈95％CI：0.91 － 1.10〉）や周産期死亡には差がない（オッズ比 0.88〈95％CI：0.57 － 1.36〉）と報告されています．

その後の間欠的胎児心拍数聴取法と胎児心拍数モニタリングの周産期予後

表 1　胎児心拍数モニタリングと間欠的胎児心拍数聴取の比較：メタ分析[7]

	症例数	帝王切開	胎児ジストレスによる帝王切開	吸引・鉗子分娩	鉗子分娩	周産期死亡	胎児低酸素血症による周産期死亡
胎児心拍数モニタリング	9,398	484（5.2％）	129/8,778（1.5％）	1,147（12.2％）	246/7,679（3.2％）	40（4.2/1,000）	7（0.7/1,000）
間欠的胎児心拍数聴取	9,163	344（3.8％）	47/8,506（0.6％）	889（9.7％）	96/7,403（1.3％）	45（4.9/1,000）	17（1.8/1,000）
オッズ比（95％CI）		1.53（1.17 － 2.01）	2.55（1.81 － 3.53）	1.23（1.02－1.49）	2.50（1.97－3.18）		0.41（0.17 － 0.98）

CI（confidence interval，信頼区間）

に関するメタ分析[9]では，13報告37,000症例で検討されていますが，胎児心拍数モニタリングは間欠的胎児心拍数聴取法と比較して，周産期死亡率の有意な減少は認めず（相対危険度：0.86，95%CI：0.59 − 1.23），脳性麻痺は減少していない（相対危険度：1.75，95%CI：0.84 − 3.63）ものの，新生児痙攣は半減（相対危険度：0.50，95%CI：0.31 − 0.80）しています．さらに，帝王切開率は有意に上昇し（相対危険度：1.63，95%CI：1.29 − 2.07），器械的経腟分娩の頻度も有意に増加していた（相対危険度：1.15，95%CI：1.01 − 1.33）と報告されており，Vintzileos や Thacker の報告と同様の分析結果となっています．

これらの比較試験には，低酸素症による周産期死亡や脳性麻痺の発生数が少ないという問題点はありますが，これらの結果は，胎児心拍数モニタリングが間欠的胎児心拍数聴診法と比較して，児の長期的予後という観点からはとくに優れた方法ではなく，さらに胎児心拍数モニタリングにより防止可能な低酸素症はある程度存在しますが，多くの脳性麻痺や新生児痙攣は，胎児心拍数モニタリングによって防止可能な低酸素症が原因ではないということを示唆していると考えられています．

間欠的胎児心拍数聴取

間欠的胎児心拍数聴取は，分娩第1期には15分ごと，分娩第2期には5分ごと，あるいは子宮収縮ごとを原則として，たとえば，連続した3回以上の子宮収縮に対して心拍数が30秒以上100 bpm未満となった場合に，異常と診断します．はたして，このような管理方法は現実的なのでしょうか？

分娩中に間欠的胎児心拍数聴取を妊婦さんに対して1対1で行うことは，マンパワーの問題から通常は難しいと考えられます．間欠的胎児心拍数聴取と胎児心拍数モニタリングとの管理で大きな差を認めないという事実は，児の長期予後において分娩時の条件（臍帯脱出や常位胎盤早期剝離といった突発的なイベントを除く）で決定されるものは少ないことを意味しているものと考えられます．

■新生児脳性麻痺に特徴的なモニタリング

新生児脳性麻痺に特徴的な胎児心拍数モニタリングパターンはあるのでしょうか？　Nelsonらは，3歳時に脳性麻痺と診断された95例の胎児心拍数モニタリングについて調べ，報告しています[10]．コントロール群に比較して，連続する遅発一過性徐脈がオッズ比3.9（95%CI：1.7-9.3），基線細変動の減少がオッズ比2.7（95%CI：1.1-5.8）と高率に認められましたが，脳性麻痺症例の73%にはどちらの異常も認められず，高い偽陽性率と，さらには高い帝王切開率（オッズ比2.9〈95%CI：1.0-8.6〉）が報告されています．さらにMeloneらは，1歳時に脳性麻痺と診断された49例の胎児心拍数モニタリングについて報告しています[11]．Non-reassuring FHRパターンと診断されたのはコントロール群で35%であるのに対し，脳性麻痺群では31%であり，5分のApgarスコアには有意差を認めるものの，1分のApgarスコア，臍帯動脈血pHが7.20未満の頻度には有意差を認めないと報告しています．特定の胎児心拍数パターンは胎児機能不全や臍帯圧迫と関連しているということはできますが，異常な胎児心拍数パターンがその後の脳性麻痺の発生に関係しているとはいえず，信頼できる予測因子であるともいえません．

最近になってNakaoら[12]は，産科医療補償制度の1,069症例（在胎34週以上の重度脳性麻痺症例）の入院時から分娩までの胎児心拍数モニタリングを後方視的に分析し，5つのカテゴリーに分類し報告しました．その結果，①入院時から徐脈が7.9%，②入院時からnon-reassuring patternが21.7%，③入院時reassuring patternから重度遷延徐脈が15.6%，④入院時reassuring patternから分娩中に徐々に悪化（Hon's pattern）が15.9%，⑤入院時からreassuring patternが19.8%，⑥未分類が19.1%，であったと報告し，このうち，③と④の入院時reassuring patternから重度遷延徐脈あるいはHon's patternであった31.5%が分娩時の低酸素性脳障害に関係していたと報告しています．

Reassuring FHRパターン

胎児心拍数モニタリングの最も優れている特徴は，①正常基線，②基線細変動正常，③一過性頻脈の存在，④一過性徐脈がない，のすべてが合致する場合，胎児状態はほぼ100%良好（reassuring fetal status）といえるところです[13]．これらの情報が得られない場合は，振動音響刺激（vibro-acoustic stimulation：VAS）や児頭刺激（fetal scalp stimulation）を行ってreassuringな情報を得るか，児頭採血（fetal scalp blood sampling）によって胎児血pHを確認するか，超音波を用いて胎児呼吸様運動をはじめとしたbiophysical profileを調べる必要があります．一過性頻脈が得られない場合の胎児刺激法による胎児アシデミア予測のメタ分析結果[14]を**表2**にあげます．いずれの試験の結果を見てもわかるように，試験陰性（刺激によって一過性頻脈が出現）の場合には，胎児アシデミアが認められる頻度が非常に低いということです．さらに，胎児心拍数モニタリングでは，胎児が低酸素血症あるいはアシデミアといった状態に陥っていると判断するには，陽性的中

表2　胎児刺激による胎児アシデミアの予測：メタ分析（文献 14 より一部改変）

刺激方法	論文数	アシデミアの頻度		アシデミアが見つかる信頼度*	
		試験陰性 (一過性頻脈あり)	試験陽性 (一過性頻脈なし)	試験陰性 (一過性頻脈あり)	試験陽性 (一過性頻脈なし)
児頭穿刺	5	7/424 (1.7%)	65/381 (17.1%)	0.12 (0.02 − 0.78)	8.54 (1.28 − 56.96)
児頭クランプ	2	0/ 26 (0%)	28/ 76 (36.8%)	0.10 (0.01 − 0.68)	10.40 (1.47 − 73.61)
振動音響刺激	5	10/442 (2.3%)	49/378 (13.0%)	0.20 (0.11 − 0.37)	5.06 (2.69 − 9.50)
内　診	2	1/ 87 (1.1%)	34/121 (28.1%)	0.06 (0.01 − 0.31)	15.68 (3.32 − 76.24)

* Likelihood ratio for acidemia（95%CI）

率が低いということも十分に考慮しておくことが大切です.

以前，non-reassuring FHR パターンを示す胎児に対し，胎児パルスオキシメトリーの有効性について報告されました[15]．この胎児パルスオキシメトリーに関する大規模ランダム臨床試験の結果によると，新生児予後には有意差は認められず，non-reassuring FHR パターンによる帝王切開を減少させてはいますが，遷延分娩による帝王切開を増加させているため，全体としては帝王切開率は減少させられなかったと報告されています[15]．7 報告 8,013 症例を検討したメタ分析[16]でも同様に胎児パルスオキシメトリーを併用しても non-reassuring fetal status による帝王切開率は減少するも，難産や遷延分娩のため全体の帝王切開率は減らせなかったと報告されています.

Check　胎児心拍数モニタリングの有用性

■以下の文章を読み，正しいものに○，間違っているものに×を付けよ.

①胎児心拍数モニタリングが行われるようになり，明らかに脳性麻痺症例の発生頻度が減少した.

②間欠的胎児心拍数聴取とは，ドプラ法を用いて瞬間的な胎児心拍数をカウントすることをいう.

③正常基線，正常基線細変動（中等度），一過性頻脈の存在，一過性徐脈がない，の全てが当てはまる場合，胎児状態はほぼ 100%良好（reassuring fetal status）と言える.

④振動音響刺激（VAS）を行って一過性頻脈が認められる場合（試験陰性），胎児がアシデミアになっている可能性は低い.

⑤振動音響刺激（VAS）を行って一過性頻脈が認められない場合（試験陽性），胎児がアシデミアになっている可能性が高い.

参考文献

1）Quilligan, EJ. et al. Fetal monitoring：Is it worth it？ Obstet. Gynecol. 45, 1975, 96-100.
2）Grant, A. et al. Cerebral palsy among children born during the Dublin randomized trial of intrapartum monitoring. Lancet. 2 , 1989, 1233-6.
3）Grant, A. Epidemiological principles for evaluation of monitoring programs-the Dublin experience. Clin. Invest. Med.16, 1993, 149-58.
4）Freeman, RK. Intrapartum fetal monitoring-a disappointing story. N. Engl. J. Med. 322, 1990, 624-26.
5）MacLennan, AH. et al. Cerebral palsy: causes, pathways, and the role of genetic variants. Am. J. Obstet. Gynecol. 213, 2015, 779-88.
6）Nelson, KB., Blair, E. Prenatal Factors in Singletons with Cerebral Palsy Born at or near Term. N. Engl. J. Med. 373, 2015, 946-53.
7）Vintzileos, AM. et al. Intrapartum electronic fetal heart rate monitoring versus intermittent auscultation：A meta-analysis. Obstet. Gynecol. 85, 1995, 149-55.
8）Thacker, SB. et al. Continuous electronic heart rate monitoring for fetal assessment during labor. Cochrane Database Syst. Rev. 2001（2）：CD000063.
9）Alfirevic, Z. et al. Continuous cardiotocography（CTG）as a form of electronic fetal monitoring（EFM）for fetal assessment during labour. Cochrane Database Syst. Rev. 2017 Feb. 3；2：CD006066.
10）Nelson, KB. et al. Uncertain value of electronic fetal monitoring in predicting cerebral palsy. N. Engl. J. Med. 334,1996, 613-8.
11）Melone, PJ. et al. Appropriateness of intrapartum fetal heartrate management and risk of cerebral palsy. Am. J. Obstet. Gynecol. 165, 1991, 272-6.
12）Nakao, M. et al. Fetal heart rate pattern in term or near-term cerebral palsy: a nationwide cohort study. Am. J. Obstet. Gynecol. 223, 2020, 907, e1-13.
13）Freeman, RK. Problems with intrapartum fetal heart rate monitoring interpretation and patient management. Obstet. Gynecol. 100, 2002, 813-26.
14）Skupski, DW. et al. Intrapartum fetal stimulation test：A meta-Check　analysis. Obstet. Gynecol. 99, 2002, 129-34.
15）Garite, TJ. et al. A multicenter controlled trial of fetal pulse oximetry in the intrapartum management of nonreassuring fetal heart rate patterns. Am. J. Obstet. Gynecol. 183, 2000, 1049-58.
16）East, CE. et al. Fetal pulse oximetry for fetal assessment in labour. Cochrane Database Syst. Rev. 2014 Oct 7；1 0：CD004075.

Check 答

①×　世界における脳性麻痺の発生頻度は，周産期医学の進歩や帝王切開率が上昇してきているにもかかわらずほとんど変化がなく，出生 1,000 あたり約 2～2.5 と報告されている（p.12-13, 参考文献 5）.

②× 瞬間的な胎児心拍数ではなく，子宮収縮に対して心拍数が 30 秒以上 100 bpm 未満にならないかを観察する．（p. 14「間欠的胎児心拍数聴取」参照）

③○（p. 15「Reassuring FHR パターン」参照）

④○ 偽陰性率は低い．（p. 15「Reassuring FHR パターン」参照）

⑤× 陽性的中率は低い．（p. 15「Reassuring FHR パターン」参照）

胎児機能不全と胎児 well-being 評価法

■定義

胎児機能不全とは？

長年使用されてきた，胎児子宮内環境が悪化していることを示す「胎児仮死」という用語がそのまま「胎児機能不全」という言葉に入れ替わったわけではありません．平成 11 年（1999 年）度日本産科婦人科学会周産期委員会の「胎児仮死の用語と定義検討小委員会」報告によりますと，「胎児仮死」と「fetal distress」は同義と解釈されていますが，「distress」とは死の直前と解釈されるため，「仮死」は訳語としては好ましくないとされています．さらに，平成 13 年（2001 年）度の委員会報告では，「胎児仮死」「胎児ジストレス」のどちらの用語も用いないとし，それに代わる用語として，「non-reassuring fetal status」という英語を使用するとされていました．

その後，平成 18 年（2006 年）の第 58 回日本産科婦人科学会総会において，「胎児機能不全」の定義とその使用について次のように提議され，承認されました．

①「胎児仮死」あるいは「胎児ジストレス」という用語は使用しない．代わって「胎児機能不全」を欧米における non-reassuring fetal status に相当する邦語として使用する．

②「胎児機能不全」とは，妊娠中に胎児の状態を評価する臨床検査において，“正常ではない所見”が存在し，胎児の健康に問題がある，あるいは将来問題が生じるかもしれないと判断された場合をいう．

Non-reassuring fetal status（胎児機能不全）とは臨床医が「胎児の安全を確信していない」ことを意味していて，その依るべき所見とは胎児心拍数モニタリングによって行われることがほとんどです．推定する病態から判断しますと「胎児低酸素症」「胎児呼吸循環不全」「胎児胎盤機能不全」などの病名が適当であると考えられています[1]が，これらの診断を現在の胎児 well-being 評価法をもってしても偽陰性率は低いものの偽陽性率が高く，後に示すように正確に診断することは困難です．

胎児心拍数波形の判読に基づく胎児機能不全の診断「日本産科婦人科学会の指針」[2, 3]

日本産科婦人科学会周産期委員会は 2008 年「胎児心拍数波形の判読に基づく分娩時の胎児管理の指針（案）」を作成し発表しました[2]．この指針は，心拍数波形を，胎児の低酸素・酸血症などのリスクを推量する5段階に分類して，“胎児機能不全”の診断を行う場合は，波形レベル3・4・5を該当させることにしました．その後，最終提言（2010年版）[3,4]が作成されています（**表1，表2**）．そのなかで，波形レベル3・4では10分ごとに波形分類を見直し対応することが提案され，対応と処置（**表3，表4**）[3,4]の実行に際しては，波形レベルに準じて行うこととされていますが，背景因子，経時的変化および施設の事情（緊急帝王切開の準備時間等）を考慮することが必要であるとしています．

表1　胎児心拍数波形のレベル分類

レベル表記	日本語表記	英語表記
レベル1	正常波形	normal pattern
レベル2	亜正常波形	benign variant pattern
レベル3	異常波形（軽度）	mild variant pattern
レベル4	異常波形（中等度）	moderate variant pattern
レベル5	異常波形（高度）	severe variant pattern

表2-1　基線細変動正常例

一過性徐脈／心拍数基線	なし	早発	変動		遅発		遷延	
			軽度	高度	軽度	高度	軽度	高度
正常脈	1	2	2	3	3	3	3	4
頻　脈	2	2	3	3	3	4	3	4
徐　脈	3	3	3	4	4	4	4	4
徐脈（<80）	4	4		4	4	4		

表2-2　基線細変動減少例

一過性徐脈／心拍数基線	なし	早発	変動		遅発		遷延	
			軽度	高度	軽度	高度	軽度	高度
正常脈	2	3	3	4	3*	4	4	5
頻　脈	3	3	4	4	4	5	4	5
徐　脈	4	4	4	5	5	5	5	5
徐脈（<80）	5	5		5	5	5		

3* 正常脈＋軽度遅発一過性徐脈：健常胎児においても比較的頻繁に認められるので「3」とする．ただし，背景に胎児発育不全や胎盤異常などがある場合は「4」とする．

（表1，表2-1，表2-2は文献4より改変転載）

表 2-3　基線細変動消失例

一過性徐脈	なし	早発	変動		遅発		遷延	
			軽度	高度	軽度	高度	軽度	高度
心拍数基線にかかわらず	4	5	5	5	5	5	5	5

*薬剤投与や胎児異常など特別な誘因がある場合は個別に判断する.
*心拍数基線が徐脈（高度を含む）の場合は一過性徐脈のない症例も「5」と判定する.

表 2-4　基線細変動増加例

一過性徐脈	なし	早発	変動		遅発		遷延	
			軽度	高度	軽度	高度	軽度	高度
心拍数基線にかかわらず	2	2	3	3	3	4	3	4

*心拍数基線が明らかに徐脈と判定される症例では，表 2-1 の徐脈（高度を含む）に準じる.

表 2-5　サイナソイダルパターン

一過性徐脈	なし	早発	変動		遅発		遷延	
			軽度	高度	軽度	高度	軽度	高度
心拍数基線にかかわらず	4	4	4	4	5	5	5	5

付記：

ⅰ. 用語の定義は日本産科婦人科学会雑誌 55 巻 8 月号周産期委員会報告による.

ⅱ. ここでサイナソイダルパターンと定義する波形はⅰの定義に加えて以下を満たすものとする.
①持続時間に関して 10 分以上.
②滑らかなサインカーブとは short term variability が消失もしくは著しく減少している.
③一過性頻脈を伴わない.

ⅲ. 一過性徐脈はそれぞれ軽度と高度に分類し，以下のものを高度，それ以外を軽度とする.
◇遅発一過性徐脈：基線から最下点までの心拍数低下が 15 bpm 以上
◇変動一過性徐脈：最下点が 70 bpm 未満で持続時間が 30 秒以上，または最下点が 70 bpm 以上 80 bpm 未満で持続時間が 60 秒以上
◇遷延一過性徐脈：最下点が 80 bpm 未満

ⅳ. 一過性徐脈の開始は心拍数の下降が肉眼で明瞭に認識できる点とし，終了は基線と判定できる安定した心拍数の持続が始まる点とする．心拍数の最下点は一連のつながりを持つ一過性徐脈の中の最も低い心拍数とするが，心拍数の下降の緩急を解読するときは最初のボトムを最下点として時間を計測する.

（表 2-3，表 2-4，表 2-5 は文献 4 より改変転載）

表3　胎児心拍数波形分類に基づく対応と処置（主に32週以降症例に関して）　（表3は文献4より改変転載）

波形レベル	対応と処置	
	医師	助産師**
1	A：経過観察	A：経過観察
2	A：経過観察 または B：監視の強化，保存的処置の施行および原因検索	B：連続監視，医師に報告する．
3	B：監視の強化，保存的処置の施行および原因検索 または C：保存的処置の施行および原因検索，急速遂娩の準備	B：連続監視，医師に報告する． または C：連続監視，医師の立ち会いを要請，急速遂娩の準備
4	C：保存的処置の施行および原因検索，急速遂娩の準備 または D：急速遂娩の実行，新生児蘇生の準備	C：連続監視，医師の立ち会いを要請，急速遂娩の準備 または D：急速遂娩の実行，新生児蘇生の準備
5	D：急速遂娩の実行，新生児蘇生の準備	D：急速遂娩の実行，新生児蘇生の準備

保存的処置の内容

一般的処置：体位変換，酸素投与，輸液，陣痛促進薬注入速度の調節・停止など
場合による処置：人工羊水注入，刺激による一過性頻脈の誘発，子宮収縮抑制薬の投与など
**：医療機関における助産師の対応と処置を示し，助産所におけるものではない．

表4　対応と処置[3)]

- 胎児心拍数波形が1～5のレベルに判定されたとき，**表3**に示すA～Dの対応と処置を行う．
- 波形レベル3・4では，10分ごとに波形分類を見直し対応する．
- 対応と処置の実行に際しては，以下の背景因子，経時的変化および施設の事情（緊急帝王切開の準備時間等）を考慮する．
- 背景因子：妊娠週数，母体合併症，胎児の異常，臍帯・胎盤・羊水の異常，分娩進行状況など

■病態

胎児機能不全の原因

胎児機能不全の原因には，**表5**に示すように，母体因子，胎児因子，胎盤因子，臍帯因子があり多岐にわたります．とくに，母体因子では妊娠高血圧症候群や抗リン脂質抗体症候群といったいわゆる「胎児胎盤機能不全」を起こしやすい場合が多く，胎児因子では胎児発育不全を発症し羊水過少となり「胎児胎盤機能不全」となっている場合が多いと思われます．

■管理

胎児機能不全の診断（胎児well-being評価法）

胎児well-being評価法には，胎児心拍数モニタリングや，超音波を用いて胎児呼吸様運動，胎動，筋緊張，羊水量を観察するbiophysical profile scoring（BPS），胎児血流ドプラ波形などが現在の臨床の場では使用されて

表5　胎児機能不全の原因

1. 母体因子 1）母体合併症：妊娠高血圧症候群，糖尿病，腎炎，SLE，抗リン脂質抗体症候群など 2）母体低酸素症：心疾患，喘息，喫煙，重症貧血など 3）母体低血圧：仰臥位低血圧症候群，大量出血，硬膜外麻酔など 4）子宮因子：過強陣痛，子宮破裂 5）薬物：陣痛促進薬，降圧薬，ステロイド，コカインなど
2. 胎児因子 胎児発育不全，染色体異常，胎児奇形，双胎間輸血症候群，胎内感染など
3. 胎盤因子 妊娠高血圧症候群，常位胎盤早期剝離，妊娠糖尿病，絨毛膜羊膜炎，過期妊娠
4. 臍帯因子 臍帯過捻転，臍帯付着部異常（辺縁付着，卵膜付着など），臍帯巻絡，臍帯脱出，臍帯真結節

います．胎児心拍数モニタリング（non-stress test：NST や contraction stress test：CST）や，胎動，胎児呼吸様運動は，胎児の今現在の状態を反映しています．これに対して，羊水量の減少や胎児血流ドプラ波形異常，胎児成長停止といったパラメータは慢性的な子宮内環境の悪化を示唆しています．妊娠週数にもよりますが，通常，これらの慢性的な子宮内環境の悪化を示唆する所見だけでは胎児機能不全と診断し，胎外治療と即決することはできない場合が多いと思われます．Signore らがまとめた胎児心拍数モニタリングや BPS による胎児管理の再評価[5]では，**表6**に示すように，NST，CST，BPS，m-BPP（NST + AFI〈amniotic fluid index〉）の偽陰性率（正常な結果が出たにもかかわらず1週間以内に死産となる確率）はとても低いのですが，偽陽性率（結果が異常であったにもかかわらず新生児には異常がない確率）はどれも非常に高い[5]，というのが胎児 well-being 評価法の特徴です．子宮内環境悪化に伴うこれら biophysical parameter の変化を**図1**にまとめました[6]が，ハイリスク胎児管理の基本は，これらのパラメータの経時的な変化を考慮しながら総合的に判断して，胎児状態が良い（reassuring fetal status）と判断できる情報を可能な限り得ることです．

胎児機能不全の対策

胎児機能不全の治療・対策はその原因にもよりますが，分娩中であれば，**表7**に示すような方法にて子宮内環境（胎児の酸素化）の改善を図ります．しかし，これらの方法はあくまでも，分娩進行により経腟分娩が可能であると判断される場合，あるいは帝王切開施行時までの間に行われる方法であっ

表6　胎児 well-being 評価法による偽陰性率・偽陽性率

	禁忌症例	偽陰性率	偽陽性率
NST	なし	0.19～0.61％ （2回／週　1回／週）	55～90％
CST	あり	0.04％	35～65％
BPS	なし	0.07～0.08％	40～50％
m-BPP	なし	0.08％	60％

偽陰性率：正常な結果が出たにもかかわらず1週間以内に死産となる確率
偽陽性率：結果が異常であったにもかかわらず新生児には異常がない確率
NST：non-stress test
CST：contraction stress test
BPS：biophysical profile score
m-BPP：modified biophysical profile

表7　子宮内環境改善法

- 母体の体位変換（左側臥位）
- 酸素投与（10～15 L/ 分）
- 子宮収縮薬中止
- 補液
（500～1,000 mL/20～30 分）
- 人工羊水注入（amnioinfusion）
- 子宮収縮抑制薬投与

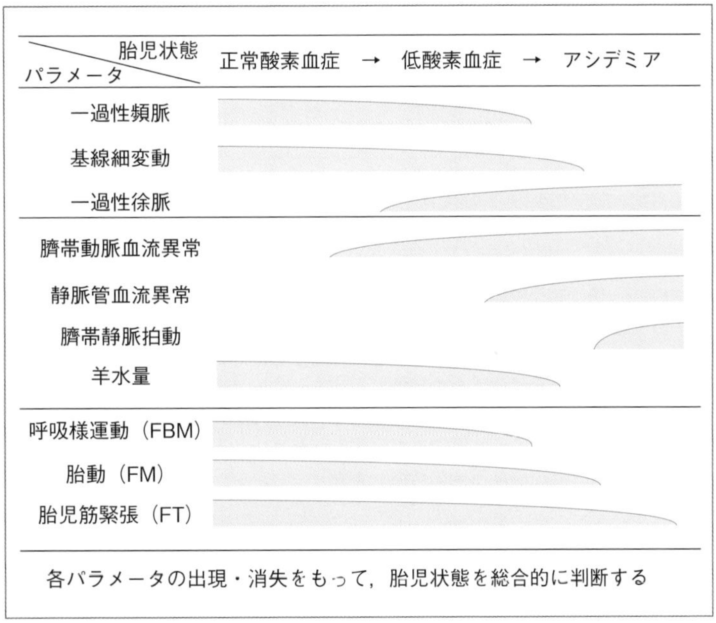

図1　子宮内環境悪化による biophysical parameter の変化[6]

て，分娩進行状況や症例の背景（妊娠週数，母体合併症，胎児発育状態など），施設のレベル（帝王切開による児娩出までの時間）を考慮して行われなくてはなりません．歴史的に，帝王切開決定から児娩出まで 30 分以内（30 分ルール）が理想とされてきました．しかし，この時間に関して科学的根拠は乏しいといわれています[7]．

胎児機能不全と胎児 well-being 評価法

■以下の文章を読み，正しいものに○，間違っているものに×を付けよ.

①欧米における non-reassuring fetal status に相当する邦語として胎児機能不全を使用する.

②胎児機能不全とは，胎児が健康であることに確信がもてないことを意味している.

③胎児心拍数モニタリングによる胎児評価は，偽陰性率（胎児状態が良好という結果が出ているのにもかかわらず死産となる確率）が極めて低いことが特徴である.

④胎児心拍数モニタリングによる胎児評価は，偽陽性率（胎児状態が不良という結果が出ているのにもかかわらず新生児異常がない確率）が極めて低いことが特徴である.

⑤羊水量の減少，胎児血流ドプラ波形の異常，胎児成長の停止は，慢性的な子宮内環境の悪化を示唆する.

参考文献

1） 岡村州博.「胎児機能不全」の用語決定への考え方. 日本産科婦人科学会雑誌. 61, 2009, 1303-5.

2） 日本産科婦人科学会周産期委員会. 胎児機能不全の診断基準の作成と検証に関する小委員会報告（委員長；岡井崇）. 日本産科婦人科学会雑誌. 60, 2008, 1220-1.

3） 日本産科婦人科学会周産期委員会. 委員会提案 - 胎児心拍数波形の分類に基づく分娩時胎児管理の指針（2010 年版）. 日本産科婦人科学会雑誌. 62, 2010, 2068-73.

4） 日本産科婦人科学会・日本産婦人科医会 編集・監修 . “CQ411 胎児心拍数陣痛図の評価法とその対応は？”. 産婦人科診療ガイドライン：産科編 2020. 東京，日本産科婦人科学会，2020, 228-32.

5） Signore, C. et al. Antenatal testing：A reevaluation. Obstet. Gynecol. 113, 2009, 687-701.

6） 藤森敬也ほか. 胎児子宮内環境評価の新たな展開と可能性「慢性子宮内環境悪化に伴う胎児パラメータの変化と子宮内環境評価」. 日本新生児学会雑誌. 39, 2003, 708-15.

7） American College of Obstetricians and Gynecologist. Management of intrapartum fetal heart rate tracings. Practice Bulletin. No.116, Nov. 2010.

8） 日本産科婦人科学会編集・監修. 産科婦人科用語集・用語解説集 改訂第 4 版. 2018, 220.

Check 答

①○（p. 18「胎児機能不全とは？」参照）

②○ 胎児機能不全とは，妊娠中あるいは分娩中に胎児の状態を評価する臨床検査において「正常ではない所見」が存在し，胎児が健康であることに確認がもてない場合をいう .（文献 8 より引用）.

③○（p. 21「胎児機能不全の診断」参照）

④× 胎児心拍数モニタリングに限らず，胎児 well-being 評価法は全て，偽陽性率（結果が異常であったにもかかわらず新生児には異常がない確率）が高いことが特徴である.

⑤○（p. 21「胎児機能不全の診断」参照）

胎児心拍数の制御機構

胎児心臓の発生に伴う心拍数制御

正常ヒト胎児においては，妊娠5週ごろまでに心筋固有の心収縮が開始し，このころの心拍数は110 bpm程度です．その後，洞房結節（SA node）が発生し，伝導系組織が発達してくる妊娠9〜10週までに心拍数は170 bpm程度と次第に増加します．また，妊娠10週に房室結節（AV node）が完成し，妊娠12週ごろには心筋伝導系が完成すると考えられています．その後は次第に心拍数は減少し，妊娠14〜15週ごろには150〜160 bpmとなります．日本人のデータでは，妊娠5週では111.0 ± 6.9 bpmであり，その後ほぼ直線的に増加し，妊娠9週で175.6 ± 7.7 bpmとなり，その後はなだらかに低下し，妊娠12週を過ぎるころには160 bpmで安定すると報告されています（**図1**）[1]．さらに分娩まで心拍数は減少していきます．この心拍数の減少は，迷走神経（副交感神経）の遠心路の緊張（vagal tone）の増加による洞房結節への抑制のためであり，妊娠12〜17週で確立され，その後も分娩までvagal toneが増加していくために心拍数は減少していきます．一方，交感神経による胎児心拍数への影響は妊娠22〜24週ごろに確立されます．

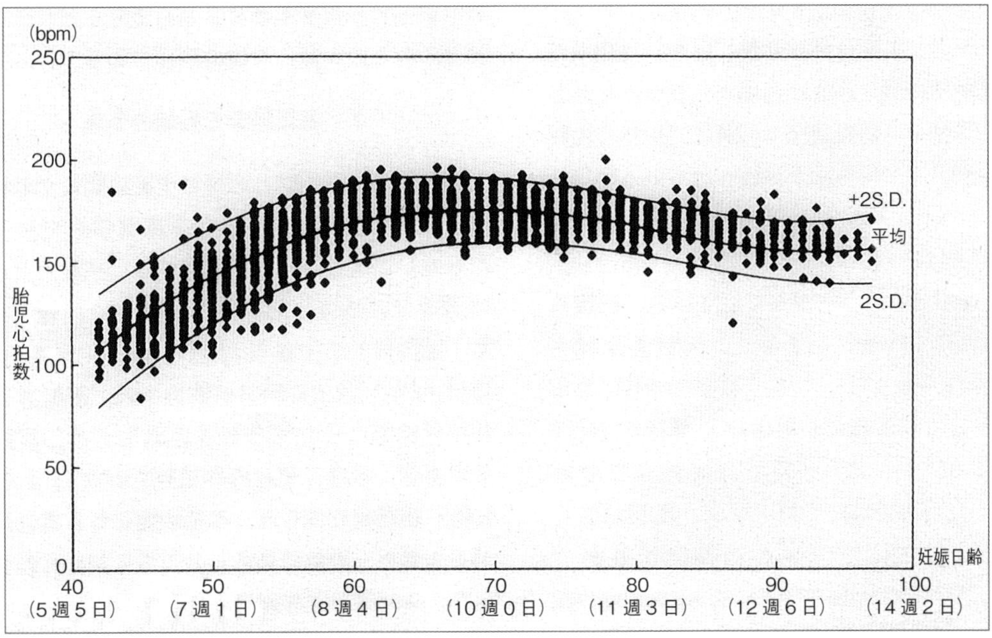

図1　妊娠の日齢と胎児心拍数の変化（文献1より転載）

胎児心拍数の制御機構

循環の全身的調節つまり血圧の維持・安定に心拍数は関与しています．血圧は総末梢血管抵抗と心拍出量（1回心拍出量×心拍数）の変化によって調節されています（全身血圧＝総末梢血管抵抗×心拍出量）．したがって，子宮内にいる胎児の血圧をモニタリングし評価することはできないため，胎児循環を連続的にモニタリングする場合，胎児心拍数の変化によって胎児状態を評価することになります．一般に，急速な血圧調節に対応するのは圧受容体や化学受容体といった受容体反射による神経反射が中心であり，中長期的な血圧調節には，レニン - アンギオテンシン - アルドステロン系といった腎・副腎を介した内分泌による血管壁の緊張の変化や循環血液量の変化によって行われます．

胎児心拍数モニタリングにおいて，分娩中の子宮収縮に伴った急速な循環の変化による心拍数パターンの生理学的出現機序を理解するためには，中枢神経系の調節機構や受容体反射を理解していなくてはなりません．心機能促進・抑制中枢，ならびに血管運動中枢は延髄にあり，中枢や末梢からの刺激を統合し，心拍を制御しています．延髄循環調節中枢への求心性刺激（入力）は主に，末梢の圧受容体と化学受容体から迷走神経（副交感神経系）を介した経路と，上位中枢から成り立っています（**図2**）[2, 3]．一方，遠心性刺激（出力）は，延髄から出ている迷走神経を介した心臓への洞房結節（SA node）と房室結節（AV node）に至る抑制系経路と，交感神経を介した亢進系経路とで成り立っています．さらに交感神経支配は副腎にも至り，カテコラミンを放出して内分泌学的にも心拍数を制御しています（**図2**）[2, 3]．

迷走神経（副交感神経）は有髄神経で神経末端からアセチルコリンが分泌されます．一方，交感神経は無髄神経で，その神経末端からノルアドレナリンが分泌されます．神経伝達速度にも違いがあり，迷走神経では約10m／秒であるのに対し，交感神経は約1m／秒と迷走神経の1／10の速度です．迷走神経末端からアセチルコリンが分泌され心拍数が減少し始めるまでに0.3秒であるのに対し，交感神経においてノルアドレナリンが放出されてから心拍数の増加が始まるまでは2秒以上かかるといわれており，この差異が後述する胎児一過性徐脈の出現機序の理解に重要です[4]．

胎児心拍数は交感神経と副交感神経のバランスで制御されていますが，両者の関与は同等ではなく副交感神経が優位とされています．胎児心拍数基線において薬理的に交感神経を遮断した場合の心拍数の低下より，副交感神経を遮断した場合の心拍数上昇が大きいこと，さらに，胎児心拍数基線細変動においても薬理学的にそれぞれを遮断した場合，交感神経遮断では細変動の

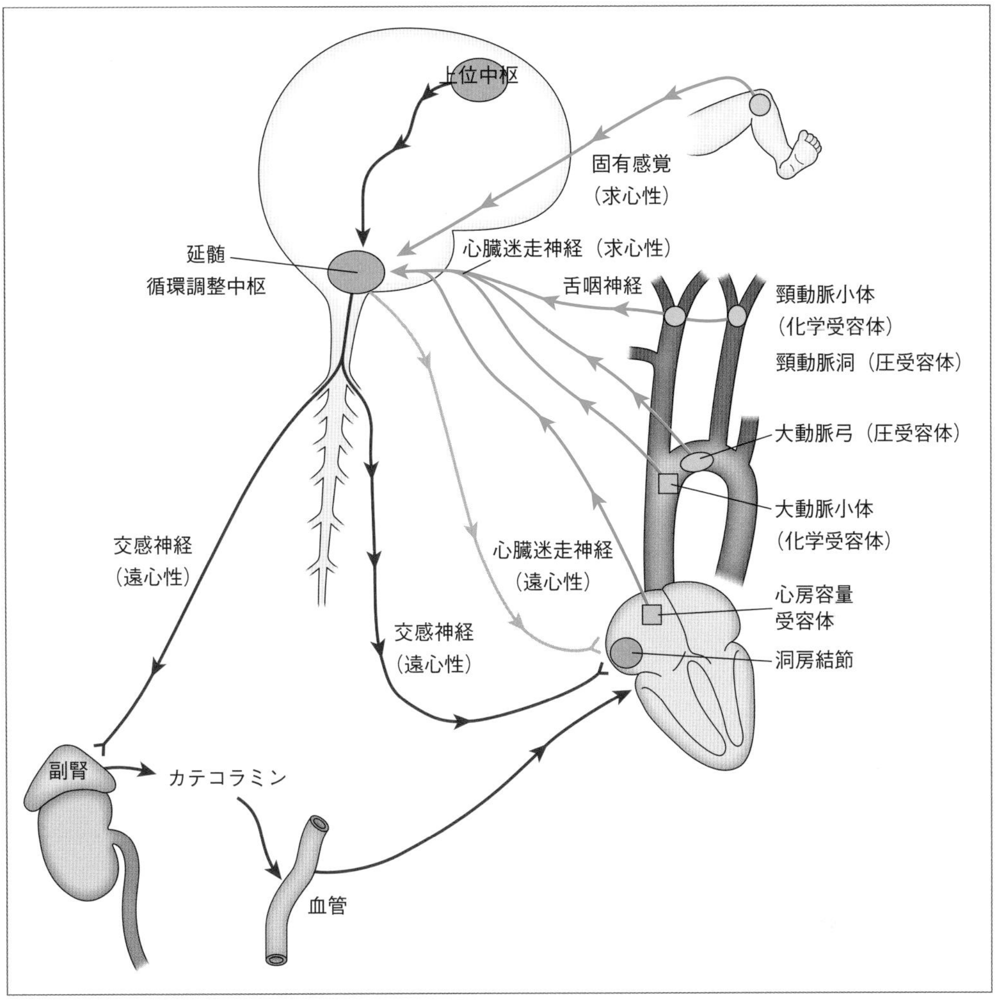

図 2　胎児心拍数の生理学的制御機構の概略（文献 2，3 より一部改変）

減少はわずかであるのに対し，副交感神経を遮断すると基線細変動はほとんど認めなくなることから，心拍数の制御は副交感神経が優位であるとされています．胎児低酸素状態下においては，交感神経は平常の 2 倍，副交感神経は 4 倍作用するとされ，さらに上述したように神経伝達速度も副交感神経の方が 10 倍速いため，副交感神経作用の方が強くかつ早く出現するため，低酸素刺激によって胎児心拍数は通常低下します[4]．

圧受容体反射（Baroreceptor reflex）[5~7]

全身の血圧の変化は圧受容体によって感知され，中枢に情報が伝えられます．圧受容体は主に頸動脈洞と大動脈弓に存在し動脈の外膜に存在します**（図 2）**．頸動脈洞の圧受容体からの求心性神経は頸動脈洞神経で，舌咽神経に合流して延髄に入り孤束核に至ります．また，大動脈弓からの求心性神経は迷走神経を介して延髄に入り孤束核に至ります．

動脈圧の上昇による圧受容体反射は正常血圧を維持するための反射機構の一つで，圧受容体は機械的伸展によって反応するため伸張受容体（stretch receptor）とも呼ばれます．血圧が急激に上昇すると動脈壁を伸展させ圧受容体が興奮し，その刺激が脳幹に伝わり，心臓に対する迷走神経（副交感神経）活動を亢進させるとともに，交感神経活動を抑制して血管拡張，徐脈，心収縮力の低下を起こし，血圧を低下させます．逆に血圧が低下した場合には，圧受容体からの刺激が減少することにより，交感神経活動の亢進と迷走神経活動低下を起こし，心拍出量の増量と血圧を上昇させます．

胎児の圧受容体の感受性（血圧上昇に対する心拍数低下の程度）は，胎児の在胎週数が早いほど，また，REM 睡眠期（active sleep）に比べ non-REM 睡眠期（quiet sleep）では高くなります[8]．

化学受容体反射（Chemoreceptor reflex）[5~7]

化学受容体には中枢性化学受容体と末梢性化学受容体があり，さらに，骨格筋に存在する筋運動受容体と動脈に存在する動脈化学受容体があります．中枢性化学受容体は延髄腹側野にあり，血液あるいは脳脊髄液の二酸化炭素分圧が上昇（pH 低下）すると呼吸中枢を刺激して換気を促進させます．成人における化学受容体の最も重要な役割は呼吸調節ですが，低酸素血症や高二酸化炭素血症によって，血圧は上昇し，また心拍数も増加します．一方，末梢性化学受容体である動脈化学受容体は，主に頸動脈小体と大動脈小体に存在します（**図 2**）．動脈化学受容体は動脈血の低酸素血症，高二酸化炭素血症，アシドーシス，高カリウム血症によって刺激されます．これらの求心性経路はそれぞれ舌咽神経，迷走神経です．化学受容体の興奮により延髄の心臓血管中枢，交感神経活動は亢進し，通常，血圧の上昇と心拍数増加をもたらします．胎児期においてはどちらの化学受容体刺激によっても末梢血管抵抗を増加させますが，頸動脈小体が刺激されると徐脈に，大動脈小体が刺激されると頻脈になるといわれています．

胎児心拍数基線の制御[4, 7]

胎児心拍数基線に影響を与えているのは妊娠週数と胎児睡眠サイクルです．

心拍数基線と妊娠週数は反比例して，妊娠週数が増加するにしたがって心拍数基線は減少していきます．妊娠 15 週ごろの心拍数基線はおよそ 160 bpm であり，妊娠 28 週から満期にかけての心拍数基線の変化は通常

10 bpm 以内であるとされています．上述したように，妊娠週数の経過による心拍数基線の減少は，迷走神経（副交感神経）の緊張（vagal tone）が妊娠経過とともに増加していくために起こります．もうひとつ，胎児心拍数基線に影響を与えているのは胎児睡眠サイクルです．無脳児の解剖学的な欠損の程度と胎児心拍数パターンを評価した結果から，胎児睡眠と覚醒の二相性パターンの出現には上位中枢である大脳皮質が関与していることが示されています．通常，ヒトでは，non-REM 睡眠（quiet sleep）では心拍数基線は低く，REM 睡眠（active sleep）では心拍数基線は増加します．胎児が non-REM 睡眠期（quiet sleep）場合，最近では音響振動刺激（vibro-acoustic stimulation；VAS）test を用いて胎児睡眠サイクルを変え，REM 睡眠期（active sleep）にして一過性頻脈を観察することがありますが，この場合，心拍数基線の増加が観察されます．

胎児心拍数基線細変動[4, 7]

胎児心拍数基線や一過性頻脈と同じように，心拍数基線細変動を評価する場合には妊娠週数の考慮が必要です．未熟な胎児は成熟児に比べ頻脈であり，さらに，心拍数調節機構である交感神経・副交感神経の未熟性から，心拍数基線細変動は減少しています．しかし，妊娠週数の進行とともに心拍数基線細変動は増加していきます（妊娠 14 週では 2 bpm 程度ですが，妊娠 28 週では 6～8 bpm となります）．さらに正常胎児であっても Non-REM 睡眠期（quiet sleep）には心拍数基線細変動は減少しています．

心拍数基線細変動は，short term variability（STV）と long term variability（LTV）に分類できますが，STV と LTV が同様な動きをすることが多いこと，さらに，臨床上 2 つを同時に個別に判断することが少ないため，区別して評価は行われていません．STV とは，胎児心拍間隔時間または瞬時胎児心拍数ごとの変化分（beat-to-beat difference）とされます．通常，心拍数に変換すると平均 2～3 bpm となります．それに対して LTV は，1 分間に 2 ～ 6 回の比較的穏やかな細変動とされ，心拍間隔時間が同じ方向に延長あるいは短縮する場合に相当します．

発生メカニズムとして，主に LTV は心拍数を増加させる交感神経刺激と心拍数を減少させる副交感神経刺激との綱引き（push and pull relationship）により調節されているといわれています．しかし，薬理学的にそれぞれの神経系を遮断した場合，交感神経遮断では細変動の減少はわずかですが，副交感神経を遮断すると細変動はほとんど認めなくなることから，交感神経と副交感神経の関わりは同等ではなく副交感神経の関わりの方が大きい（特に

STV）と考えられています．また，無脳児では基線細変動を認めないことから，延髄と中脳，さらに大脳皮質も関与していると考えられています．

Check 胎児心拍数の制御機構

以下の文章を読み，正しいものに○，間違っているものに×を付けよ．

①妊娠５週ごろまでに胎児心拍動が確認でき，以後直線的に心拍数は減少していく．
②心機能促進や抑制中枢，ならびに血管運動中枢は延髄にある．
③迷走神経（副交感神経）は有髄神経で神経末端からアセチルコリンが分泌される．
④血圧が急激に上昇すると動脈壁を伸展させ圧受容体が興奮し，迷走神経活動を亢進させるとともに，交感神経活動を抑制して血管拡張，徐脈，心収縮力の低下を起こし，血圧を低下させる．
⑤基線細変動の発生には，交感神経が優位に働いている．

参考文献

1）佐藤孝道，塩田恭子．妊娠初期の胎児心拍数と妊娠の予後．産婦人科の世界．49, 1997, 117-20.
2）Manning, FA. The fetal heart rate：Fetal Medicine. Norwalk, Appleton & Lange, 1995, 13-111.
3）鍋倉浩子，池ノ上克．“胎児心拍モニター 胎児心拍数の基礎”．胎児胎盤機能評価．武谷雄二編，東京，中山書店，2002，9-30（新女性医学体系 30）．
4）村田雄二．胎児心拍数モニタリングの生理学：周産期の生理学．大阪，メディカ出版，2015，105-43.
5）Freeman, RK., Garite, TJ., Nageotte, MP. Physiologic basis of fetal monitoring：Fetal heart rate monitoring. 4th ed. Philadelphia, Lippincott Williams & Wilkins, 2012, 8-24.
6）三谷穣，松田義雄．“胎児心拍数の調整メカニズム”．CTG モニタリングテキスト・改訂版．馬場一憲，松田義雄，日本母体胎児医学会編．東京，東京医学社，2018，51-56.
7）藤森敬也．“5）胎児心拍数モニタリング：（1）胎児心拍数の制御機構”．産婦人科専門医のための必修知識 2020 年度版．日本産科婦人科学会編．2020，B20-25.
8）Wakatsuki, A. et al. Physiological baroreceptor activity in fetal lamb. Am. J. Obstet. Gynecol. 167, 1992, 820-7.

Check 答

①×　妊娠 9～10 週までは増加し，以後，心拍数は減少していく．（p.25 参照）
②○　（p.26 参照）
③○　（p.26 参照）
④○　（p.28 参照）
⑤×　副交感神経が優位と考えられている．（p.29-30 参照）

胎児心拍数陣痛図の読み方

Reassuringなモニタリングとは？

■胎児心拍数陣痛図の読み方の基本

胎児心拍数陣痛図の読み方の基本は，胎児の状態が良好である（reassuring）ことを確認することです．決して，一過性頻脈（acceleration）がないモニタリング（妊娠週数が早い場合や，胎児がnon-REM睡眠である場合がある）や一過性徐脈（deceleration）の存在をみて，胎児の状態が不良であることを判断することではありません[1]．もちろんこれらのサインが重要となることもありますが，一般に胎児心拍数モニタリングの目的は，胎児が良好な状態であるサイン（正常基線・正常基線細変動・一過性頻脈の存在）を得る（reassuring）ことにあります．

一過性徐脈の出現をみると，胎児の状態の悪化を想像し，あせってしまう方がいらっしゃるかと思いますが，一過性徐脈が出現した原因を追究し，その後の胎児が良好な状態であるサイン（正常基線・正常基線細変動・一過性頻脈の存在）を再確認する（reassuring）ことのほうが，より大切であることを強調したいと思います．

胎児心拍数モニタリングの装着時間

胎児心拍数モニタリングの基本は，上述したように，reassuringな情報を得ることにあります．昔よく，「何分間，胎児心拍数モニターを着けたらよいですか？」という質問を受けたことがあります．答えは，「reassuringなモニタリング（正常基線・正常基線細変動・一過性頻脈の存在）が得られるまで」となり，得られたのであれば10分でもかまわないし，得られないのであれば，得られるまでとなってしまいます．実際，Brownらの報告によりますと，**図1**に示すように，10分の胎児心拍数モニタリングでは59%が，20分では24%が，40分では5%がnon-reacitveと判断されてしまいます[2]．さらに，胎児への刺激を何も与えないで，80分間胎児心拍数モニタリングを施行すると，約97%のreactiveが得られると報告され，それ以後はあまり変わらないため，reactiveの所見が得られな

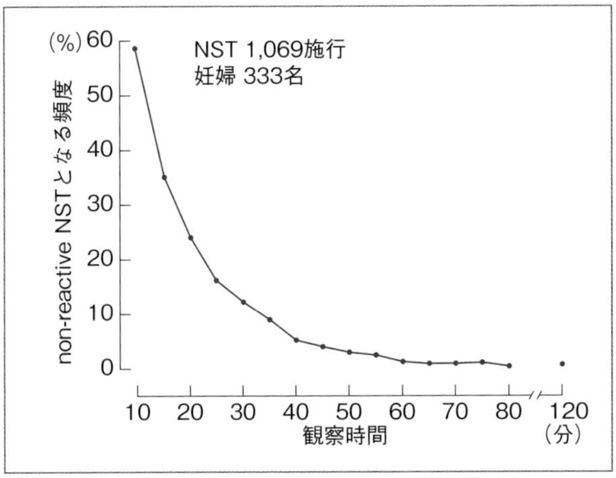

図1　NST（non-stress test）の観察時間とnon-reactiveとなる頻度の関係[2]

い場合，80分間は胎児心拍数モニタリングを施行して判断すべきであると報告されています[2]．現在では，reassuringなモニタリングが得られない場合，振動音響刺激（VAS）を行って胎児の睡眠サイクルを変えてみる方法もあります．

胎児心拍数モニタリングは時間で施行するものではなく，reassuringな所見を得るための検査であることを理解していただきたいと思います．

胎児心拍数陣痛図を読むうえでの原則

胎児心拍数陣痛図を読むうえでの原則を文献[3~5]より抜粋し，一部改変して**表1**に掲載しました．この原則は，あくまでも統一性を持たせて判読することを目的としているということが重要です．たとえば，記録用紙の速度は，1cm／分あるいは3cm／分で記録されている場合が大半だと思いますが，基線細変動や周期性変動を肉眼的に正当に評価するためには3cm／分としたほうがより適切であると考えられるため（肉眼的判定には統一性が必要），そのように提案されています[3]．

表1　胎児心拍数陣痛図を読むうえでの原則（文献3～5より一部改変）

1. 原則的に肉眼的に見て判断する．
2. 内測法あるいは自己相関心拍数計装置の外測法で記録する．
3. 計測速度は1分間3cm，心拍数は1cm 30bpmの目盛りで記録するのを標準とする．
4. 妊娠中・分娩中でも胎児心拍数波形の読み方は同じとする．
5. 臨床上および研究上の取り決めであり，波形の読みから病因や低酸素血症，代謝性アシドーシスの関係は言及しない．
6. 波形は心拍数基線，細変動の程度，心拍数一過性変動（周期性変動・非周期性変動）をそれぞれ別個に判断する．
   1）周期性変動（periodic pattern）とは，子宮収縮に伴って変化する胎児心拍数波形
   2）非周期性変動（episodic pattern）とは，子宮収縮とは関係のないときに変化する胎児心拍数波形
7. 周期性変動においては，波形が急速に（abrupt）変化するか緩やかに（gradual）変化するかを肉眼的に区別することを基本とする．その判断が困難な場合は，変化の開始から最下点（最上点）に至るまでに要する時間を参考とし，両者の境界を30秒とする（図2）．
8. 対応する子宮収縮がない場合でも変動一過性徐脈と遷延一過性徐脈は判読する．
9. 基線細変動については，STV（short term variability）・LTV（long term variability）の区別はしない．
10. 妊娠週数，母体・胎児の状態，投薬などを記載する．
11. 心拍数基線，細変動，一過性頻脈の有無，一過性徐脈の有無，胎児心拍数波形の変化の傾向について記載する．
12. 一過性徐脈において，20分間に起こった子宮収縮に伴って，その50％以上に出現した場合を頻発（recurrent）という．
13. 一過性徐脈について，基線から最下点の心拍数，持続時間を記載する．
14. 徐脈，頻脈で基線が一定していない場合，目で判断してその範囲を記載する．

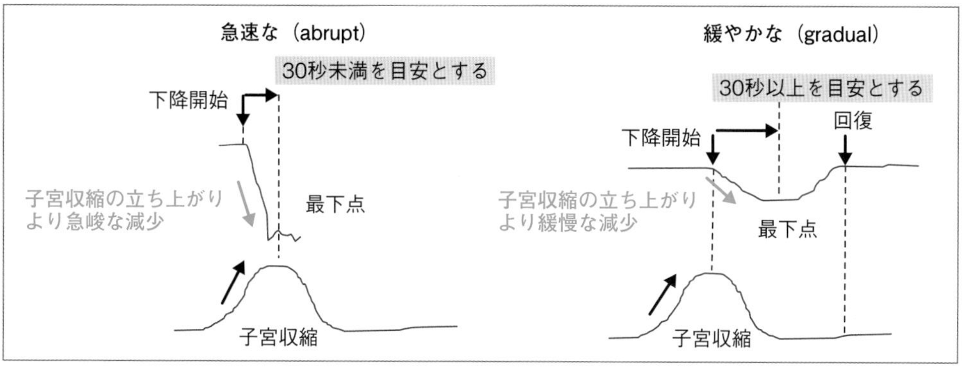

図２　周期性変動における急速な（abrupt）下降と緩やかな（gradual）下降

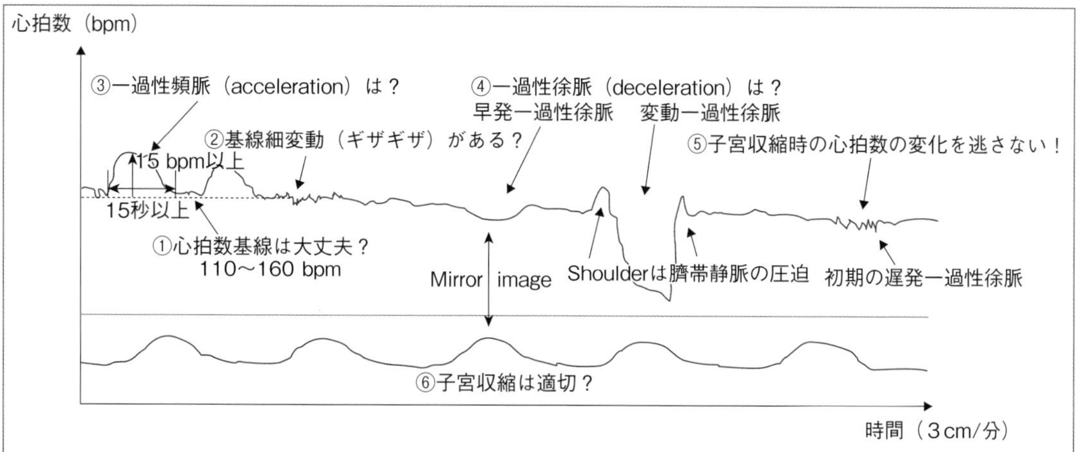

①心拍数基線は大丈夫か？
- 110～160 bpmが正常（整）脈．５bpm刻みで表現する
- 絨毛膜羊膜炎や腎盂腎炎などで母体が発熱している場合や，母体へβ_2刺激薬（リトドリン塩酸塩）などの薬物が投与されている場合，頻脈となることがある

②基線細変動は良好か？
- 振幅６～25 bpm（中等度）が正常
- ギザギザがある？（ツルツル？→振動音響刺激〈VAS〉で胎児の睡眠サイクルを変えてみる）

③一過性頻脈（acceleration）はあるか？
- 15 bpm・15秒以上（妊娠32週以前は10 bpm・10秒以上）
- 胎児の睡眠サイクルを考慮（non-REM睡眠では一過性頻脈は現れない→振動音響刺激（VAS）でREM睡眠にしてみる）

④一過性徐脈（deceleration）は存在しているか？
- 形が同じでスムーズ，緩やかに心拍数が下降する．一般に徐脈は30 bpm未満→早発・遅発一過性徐脈
- 異なった形で，急速に15 bpm以上心拍数下降→変動一過性徐脈
- 子宮収縮前後の一過性頻脈（shoulder）は，臍帯静脈の圧迫（羊水量は大丈夫？）

⑤子宮収縮時～後の心拍数の変化を逃さない！
- 子宮収縮は，胎児への低酸素ストレステストである（子宮収縮により胎児心拍数に変化が出やすい）
- 子宮収縮後の基線細変動の増加は，遅発一過性徐脈の最初のパターン（化学受容体刺激）

⑥適切な子宮収縮（陣痛）であるのか（頻収縮〈tachysystole〉）？

図３　胎児心拍数陣痛図の読み方

■胎児心拍数陣痛図の読み方

基本的に，胎児心拍数陣痛図に統一された読み方というものはありません．自分で判読・記述する順番を決めて読んでいくのがよいと思います．詳細については，第2章以降，順次述べていきますが，一例として**図3**にあるように，①心拍数基線（固有の心拍数を同定する）の決定，②基線細変動の評価，③一過性頻脈の有無，④一過性徐脈の有無（⑤特に子宮収縮後の基線細変動の増加に注意），⑥子宮収縮（陣痛）の評価，といった順で判読していきます．

ひとこと

1997年と2008年のNICHDの定義の比較[6)]

1997年と2008年のNICHDの定義を比較して，**表2**に大きな追加・変更を，**表3**に細かい変更・追加を列挙しました．理由が説明されておらず，なぜ追加・変更されたのかわからないものも多いと思います．

表2　1997年と2008年のNICHDの定義の比較（大きな追加・変更）

①FHR patternsの解釈（interpretation）ができ，3つのカテゴリーに分けられた．
・カテゴリーⅠ；正常（normal）
・カテゴリーⅡ；不確定（indeterminate）
・カテゴリーⅢ；異常（abnormal）
②EFMの質・量の評価として，新しく子宮収縮が加わったTachysystole（＞5回/10分）という言葉が採用され，hyperstimulation, hypercontractilityは採用されなかった．
③紙送りとスケールの記載がなくなった．

表3　1997年と2008年のNICHDの定義の比較（細かい変更・追加）

①基線細変動のundetectableがabsentに変わった（ACOGはabsent）．
②sinusoidalに3～5周期/分，20分以上継続という項目が加わった．
③decelerationの量の評価に，recurrent（頻発する）に加えてintermittent（間歇的な）という言葉が追加された．
④accelerationはVASなどの胎児刺激でも認めるとされた．
⑤late/early decelerationの表現にusually symmetricalという言葉が追加された．
⑥variable decelerationに，臨床的に問題あるものの例として，slow return, biphasic, tachycardia after variable decelerations, shoulder, overshoot, fluctuationsという言葉が加わった．

ひとこと

“30秒ルール”について

NICHDや日産婦の定義においてabruptとgradualの判別に，徐脈最下点まで“30秒”未満なのか以上なのかという時間的要素が使用され，“30秒ルール”として独り歩きしてしまった感がいなめません．NICHDの一過性徐脈の定義は，“visually apparent”という言葉から始まっています．これは“目で見て明らかな”という意味で，徐脈の形が明らかに変動一過性徐脈，遅発一過性徐脈であれば時間的要素は加味しなくてもいいという意味だと考えられます．abruptとgradualの判別の参考となるものに子宮収縮があります．子宮収縮曲線の立ち上がりより一過性徐脈がより急峻な場合はabrupt，より緩慢な場合はgradualと考えられます（図2）．また，2008年のNICHDの早発一過性徐脈と遅発一過性徐脈の定義のなかに，“usually symmetrical”という言葉が加わりました．これは，通常は最下点を中心に徐脈の形が左右対称であるという意味です．また，Honの定義の中にも，early，lateというのはuniform（徐脈の形がいつも同じという意味）という形に関する言葉が入っており，一過性徐脈のタイプ判別には，何らかの形に関する定義を加える必要があるのかもしれません．

Check 胎児心拍数陣痛図の読み方

■以下の文章を読み，正しいものに○，間違っているものに×を付けよ．

①胎児心拍数モニタリングは20分間施行して判定する．

②胎児心拍数モニタリングの記録速度は3cm／分を原則とする．

③一過性徐脈が急速な徐脈なのか緩やかな徐脈なのかの判断は，目でみて波形で判断することを基本とする．

④子宮収縮がない場合でも，全ての一過性徐脈のパターンは判読する．

⑤一過性徐脈において，20分間に起こった子宮収縮に伴って，その90%以上に認められた場合を頻発（recurrent）という．

参考文献

1）藤森敬也ほか．胎児心拍数図の読み方：波形分類をどう読むか．ペリネイタルケア．20，2001，304-9.
2）Brown, R. et al. The nonstress test：How long is enough？ Am. J. Obstet. Gynecol. 141, 1981, 646-51.
3）岡村州博ほか．胎児心拍数図の用語及び定義検討小委員会報告（日本産科婦人科学会周産期委員会報告：委員長；佐藤章）．日本産科婦人科学会雑誌．55, 2003, 1205-16.
4）National Institute of Child Health and Human Development Research Planning Workshop. Electronic fetal heart rate monitoring：Research guidelines for interpretation. Am. J. Obstet. Gynecol. 177, 1997, 1385-90.
5）日本産科婦人科学会・日本産婦人科医会 編集・監修．“CQ411 胎児心拍数陣痛図の評価法とその対応は？”．産婦人科診療ガイドライン：産科編2020. 東京，日本産科婦人科学会，2020，228-32.
6）Macones, GA. et al. The ２００８ National Institute of Child Health and Human Development Workshop report on electronic fetal monitoring. Obstet. Gynecol. 112, 2008, 661-6.
7）Schifferli, P. et al.“Effects of atropine and beta adrenergic drugs on the heart rate of the human fetus”. Boreus, L. ed. Fetal Pharmacology. Raven Press. 1973, 259-79.
8）Wakatsuki, A. et al. Physiological baroreceptor activity in fetal lamb. Am. J. Obstet. Gynecol. 167, 1992, 820-7.

One point

胎児生理学

妊娠週数と自律神経の成熟度による胎児心拍数の変化について説明しましょう．

胎児心拍数陣痛図を判読するときに，妊娠週数を考慮に入れることは非常に重要なことです．それは，妊娠週数により胎児心拍数の制御に影響が出るということです．妊娠週数が進むにつれて，迷走神経（副交感神経）の緊張（vagal tone）が増加し，心拍数基線は減少していきます[7]．さらに交感神経が成熟していくため，基線細変動は増加し，一過性頻脈も幅広く，高く，そして大きくなっていきます．しかし，一過性徐脈に関しては，妊娠週数が早いほど圧受容体反射は大きく出ることがわかっており[8]，圧受容体反射を介した同じ血圧の変化による徐脈であれば，妊娠週数が早い胎児ほど一過性徐脈は深く（徐脈の程度が大きい），また頻回に見られます．

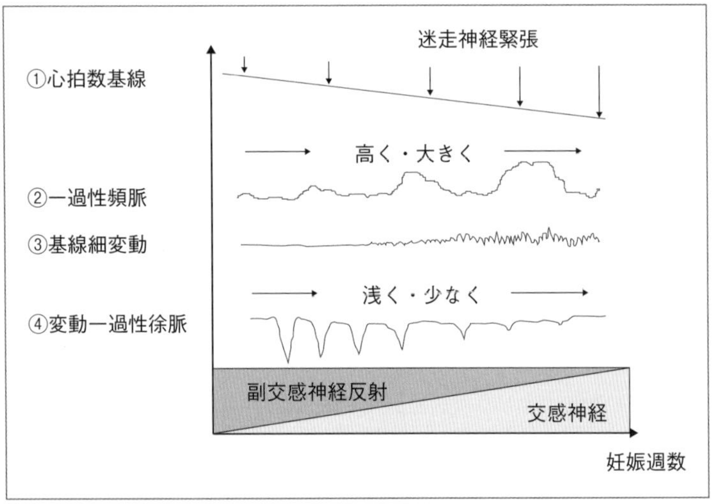

図4　胎児心拍数における妊娠週数の影響

Check 答

①×　装着時間に決まりがあるわけではなく，reassuring な所見が得られるまで行うことを原則とする．（p. 31「胎児心拍数モニタリングの装着時間」参照）

②○　（p. 32「胎児心拍数陣痛図を読むうえでの原則」参照）

③○　（p. 32 表 1 の 7 参照）

④×　変動一過性徐脈と遷延一過性徐脈は，子宮収縮が認められない場合も判読する（p. 32 表 1 の 8 参照）

⑤×　50 %以上に出現した場合．（p. 32 表 1 の 12 参照）

胎児睡眠サイクルによる評価

はじめに

胎児心拍数モニタリングを判読するうえで，偽陽性率（誤って胎児の状態が悪いと判断する率）を減らすために，胎児睡眠サイクル（behavioral status）を考慮することは非常に重要です．胎児がREM期（active sleep）にあるのかnon-REM期（quiet sleep）にあるのかを常に意識する必要があります．

■臨床的意義

胎児睡眠サイクルの違いによる胎児心拍数モニタリングの違い（図1）

図1に示すように，胎児がREM期（active sleep）にあるときには，基線細変動は正常（中等度）で一過性頻脈を認めます．その後，胎児がnon-REM期（quiet sleep）に入った後には，基線細変動は減少し一過性頻脈を認めなくなっています．このようなnon-REM期にあるモニタリングを見て，胎児状態が悪いと判断してはいけません．胎児がnon-REM期（quiet sleep）にあれば，時間経過をみてREM期（active sleep）に変わるのを待つか，あるいは振動音響刺激（vibro-acoustic stimulation：VAS）など胎児刺激を行って，REM期（active sleep）あるいはawake（覚醒）にして，胎児状態が良好である（reassuring）情報を得るようにします．

胎児はおよそ20～40分程度の周期をもってこの睡眠サイクルを繰り返すといわれています．胎児刺激をしないで胎児睡眠サイクルが自然に変わり，一過性頻脈が出現（reactive）するまでには，25%は20分以上，5%は40分以上かかると報告されています[1]．さらに，80分間胎児心拍数モニタリングを施行すると，約97%のreactiveが得られると報告されていて，それより時間を延ばしてもその頻度はあまり変わらないため，胎児を刺激しないで自然経過で一過性頻脈の出現を確認するためには，80分間は胎児心拍数モニタリングを施行するべきであるといわれています[1]．

胎児刺激による一過性頻脈の評価（図2）

胎児の状態が良好であることが確認できなければ，振動音響刺激や内診によって児頭刺激を行って，一過性頻脈や正常な心拍数基線細変動の出現を確認する必要があります（**図2**）．振動音響刺激によって誘発された一過性頻脈も自然に出現した一過性頻脈と同等と考えてよいといわれています[2]．

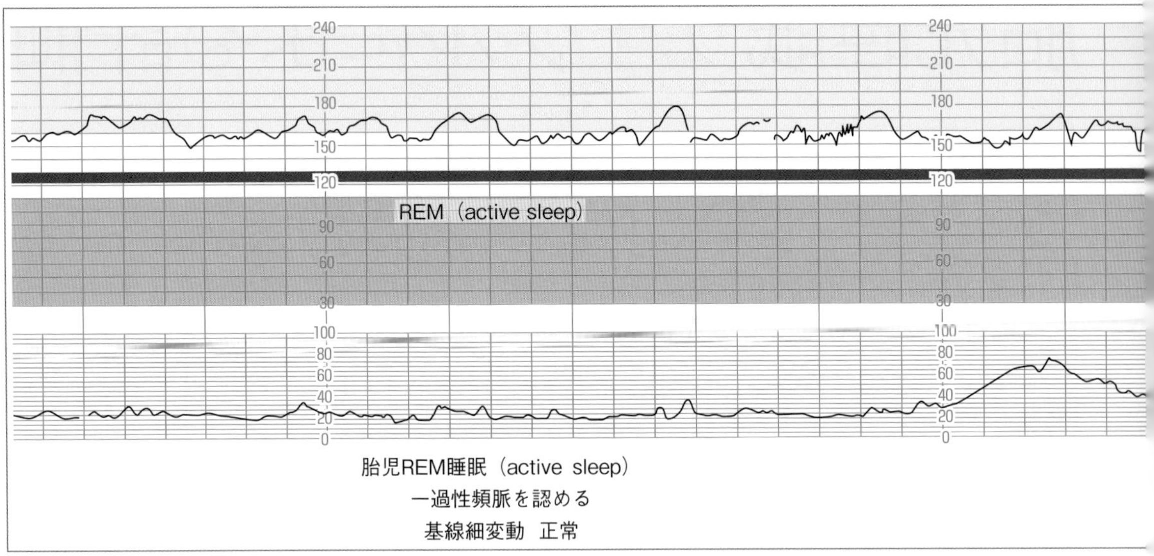

図 1 胎児睡眠サイクル（behavioral status）の違いによる胎児心拍数モニタリングの違い［妊娠 38 週 1 日の症例］

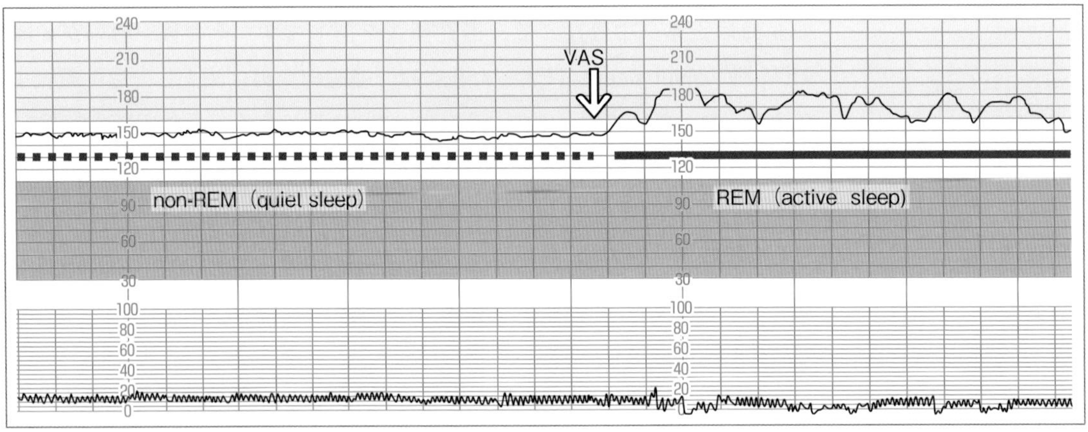

図 2 NST 中の胎児振動音響刺激（VAS）

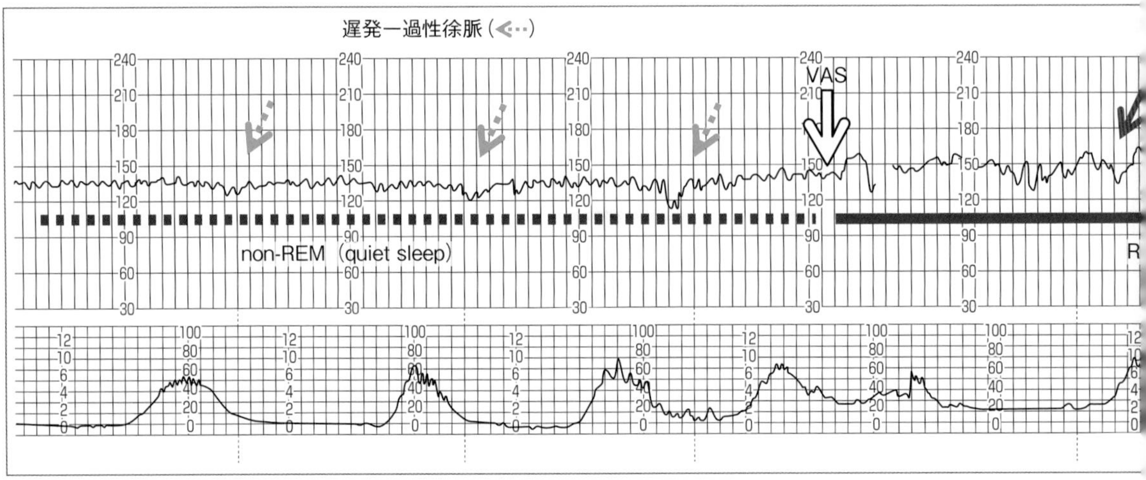

図 3 分娩中の胎児振動音響刺激（VAS）

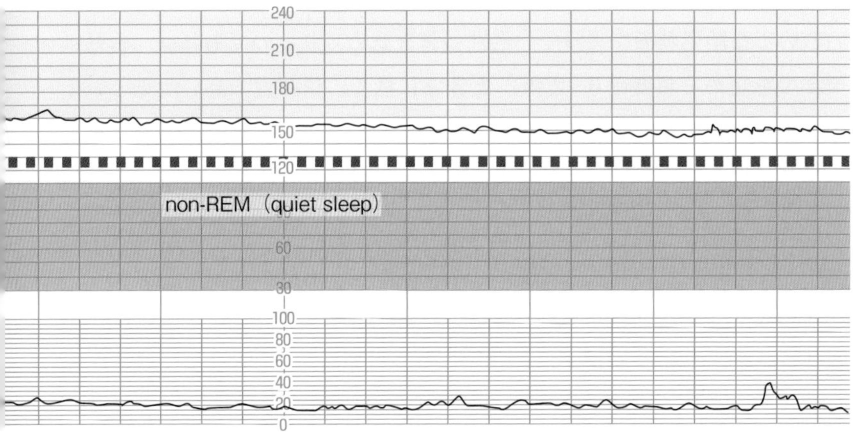

胎児non-REM睡眠（quiet sleep）
一過性頻脈を認めない
基線細変動 減少

過性頻脈（⟵）

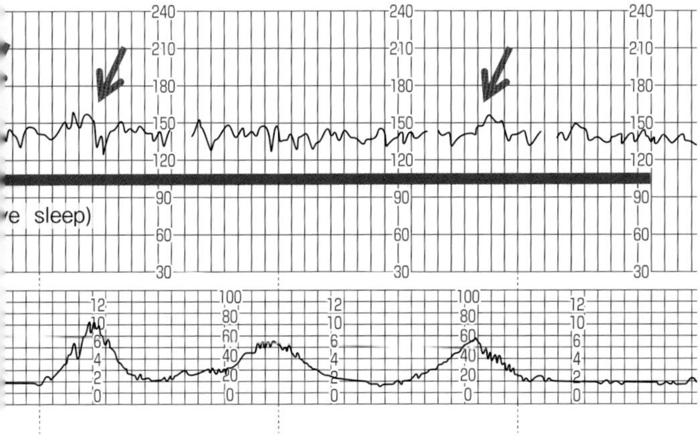

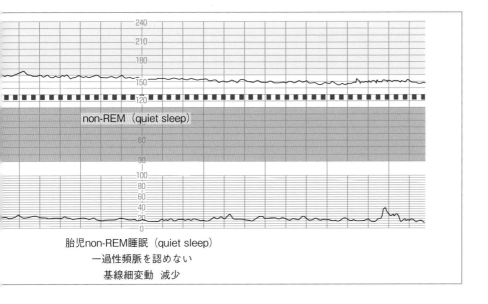

いろいろな胎児刺激によって一過性頻脈を認められるのであれば，胎児アシデミアを認める頻度は0〜2.3%[3)]と非常に低く，信頼度の高い所見といえます．長時間，一過性頻脈を確認できない場合や一過性徐脈の出現を認めた場合は，胎児状態が良いと判断できる（reassuring）サインを得るように胎児刺激を行うことも一法です．

胎児睡眠サイクル（behavioral status）と一過性徐脈の関係

図3に示すように，胎児non-REM期（quiet sleep）には遅発一過性徐脈を認めていても，胎児刺激によってREM期（active sleep）にすることによって，一過性徐脈を認めず，一過性頻脈を認めるようになります．一般に，REM期（active sleep）には一過性徐脈が出現しにくく，non-REM期（quiet sleep）には一過性徐脈が出現しやすい[4)]という特徴があります．このように，胎児一過性徐脈出現時には胎児睡眠サイクルを考慮する必要があり，REM期とnon-REM期では，一過性徐脈の出現，一過性頻脈・細変動の出現に違いがあることを考えておかなければなりません．また，胎児状態が徐々に悪化し，胎児が低酸素血症やアシデミアになってくると，一過性徐脈が出現しやすいnon-REM期が長くなる[5)]ため，一過性徐脈が目立ってくるという傾向があります（p.41「One point 胎児生理学」参照）．

ここが POINT

胎児がnon-REM期（quiet sleep）に入っていると判断したならば，時間経過をみてREM期（active sleep）に変わるのを待つか，あるいは振動音響刺激（VAS）などを行って胎児を刺激してREM期（active sleep）あるいはawake（覚醒）にして，胎児状態が良好である（reassuring）情報を得るように努力する必要があります．

One point

胎児生理学

胎児では，REM 期（active sleep）に比べ non-REM 期（quiet sleep）は，迷走神経反射に差があるため一過性徐脈が出現しやすい[4]という特徴があります．Nijhuis らは胎児睡眠サイクルを眼球運動，胎動，心拍数パターンによって，1F：Non REM 期（quiet sleep），2F：REM 期（active sleep），3F：静かな覚醒（quiet awake），4F：活発な覚醒（active awake）の 4 つに分類しています（**表 1**）[6,7]が，便宜的に占有率の多い REM 期と non-REM 期だけに注目してみます．この REM 期と non-REM 期を妊娠週数別に調べた結果は，その比率と睡眠サイクル 1 回当たりの持続出現時間について，**表 2** に示すように報告されています[6]．38 週に比べ 40 週になると REM 期の占有率はあまり変わりませんが，non-REM 期の占有率が増えてきます．陣痛が始まるとさらに non-REM 期が増えるといわれています．また，睡眠サイクル 1 回当たりの持続出現時間は non-REM 期はあまり変わりませんが，REM 期は減少するという特徴をもっています．さらに，胎児状態が悪化し，胎児が低酸素血症やアシデミアになると一過性徐脈が出現しやすい non-REM 期が長くなる[5]ため，一過性徐脈の出現が目立ってくるという傾向が出てきます．

表 1　**胎児睡眠サイクル（behavioral states）**

眼球運動	胎動	心拍数パターン
1F　　なし Non REM 期（Quiet sleep）	偶発的	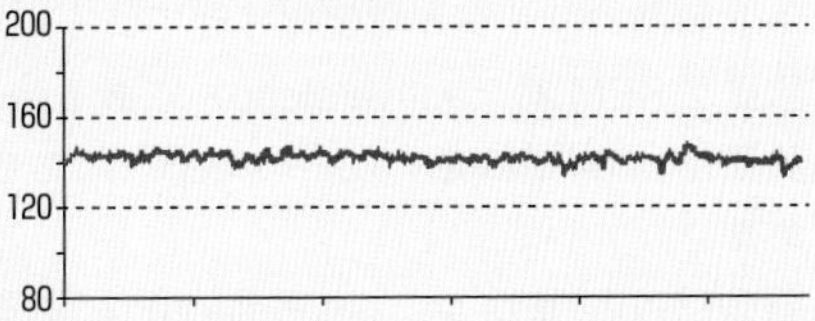
2F　　あり REM 期（Active sleep）	周期的	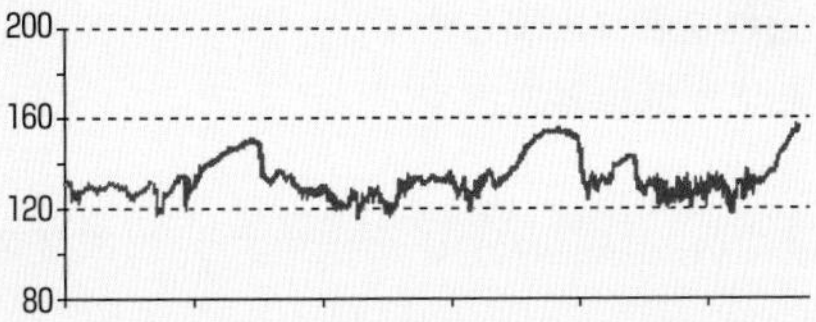
3F　　あり 静かな覚醒（Quiet awake）	なし	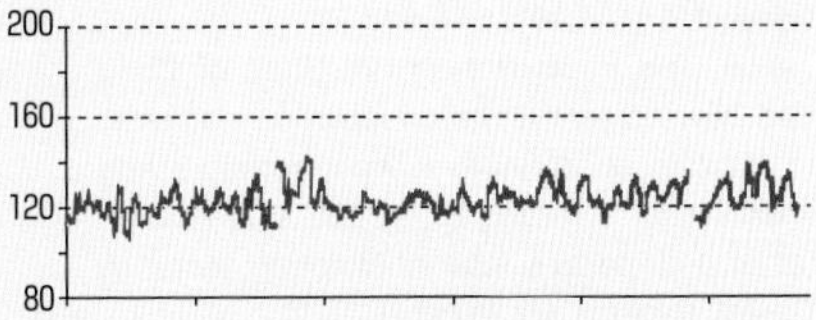
4F　　あり 活発な覚醒（Active awake）	連続的	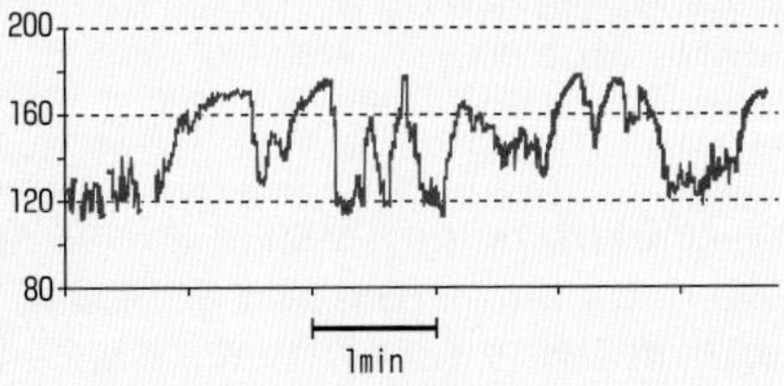

（文献 6，7 より筆者作成）

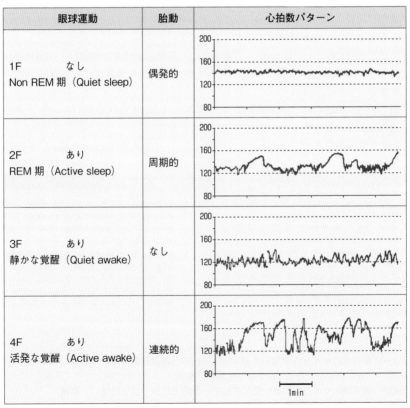

表2　ヒト胎児における睡眠サイクル[6)]

	占有率（%）		出現時間（分）	
妊娠週数	38週	40週	38週	40週
non-REM期（1F）				
メディアン値	29	39	21	26
四分値	(19～39)	(27～45)	(13～26.5)	(22～30)
範囲	(9～54)	(29～52)	(8.5～37.5)	(12.5～30.5)
REM期（2F）				
メディアン値	50	47	20	11.5
四分値	(34～64)	(41～57)	(10～26)	(4～42.5)
範囲	(23～76)	(24～80)	(4.5～82)	(4～54.5)

（Nijhuis, JG. et al. 1982）

Check

胎児睡眠サイクルによる評価

■以下の文章を読み，正しいものに○，間違っているものに×を付けよ.

①満期の胎児は REM 期（active sleep）と non-REM 期（quiet sleep）の睡眠のサイクルをおよそ2時間のサイクルで変化させている.

②胎児が REM 期（active sleep）にある時に，正常心拍数基線細変動と一過性頻脈を認める.

③胎児が non-REM 期（quiet sleep）にある時には，心拍数基線細変動は減少し一過性頻脈は認めない.

④胎児が non-REM 期（quiet sleep）にある時には REM 期（active sleep）にある時に比べ，一過性徐脈が出現しやすい.

⑤胎児が低酸素血症やアシデミアになってくると，REM 期（active sleep）が長くなってくる.

参考文献

1）Brown, R. et al. The non stress test：How long is enough？ Am. J. Obstet. Gynecol. 141, 1981, 646-51.

2）Macones, GA. et al. The 2008 National Institute of Child Health and Human Development workshop report on electronic fetal monitoring：update on definitions, interpretation, and research guidelines. Obstet. Gynecol. 112, 2008, 661-6.

3）Skupski, DW. et al. Intrapartum fetal stimulation tests：A meta-analysis. Obstet. Gynecol. 99, 2002, 129-34.

4）Murata, Y. et al. Variable fetal heart rate decelerations and electrocortical activities. Am. J. Obstet. Gynecol. 170, 1994, 689-92.

5）Richardson, BS. et al. Electrocortical activity, electroocular activity, and breathing movements in fetal sheep with prolonged and graded hypoxemia. Am. J. Obstet. Gynecol. 167, 1992, 553-8.

6）Nijhuis, JG. et al. Are there behavioural states in the human fetus？ Early Hum. Dev. 6（2）, 1982, 177-95.

7）van Woweden EE, van Geijn HP. “Heart-rate patterns and fetal movement”. Fetal Behaviour Developmental and Perinatal Aspects. Nijhuis JG., ed. Oxford, Oxford University Press, 1992, 41-56.

Check 答

①×　20～40分程度のサイクルで変化させている（p.37「胎児睡眠サイクルの違いによる胎児心拍数モニタリングの違い」および p.41「One point 胎児生理学」参照）

②○　（p.37「胎児睡眠サイクルの違いによる胎児心拍数モニタリングの違い」参照）

③○　（p.37「胎児睡眠サイクルの違いによる胎児心拍数モニタリングの違い」参照）

④○　（p.40「胎児睡眠サイクルと一過性徐脈の関係」参照）

⑤×　胎児状態が悪化すると non-REM 期が長くなる.（p.40「胎児睡眠サイクルと一過性徐脈の関係」参照）

胎児心拍数モニタリング（分娩監視装置）の装着

はじめに

本項では主に胎児心拍数モニタリング装置の装着方法としての外測法と内測法についてお話しし，次に陣痛圧モニターについて簡単にお話しします．

■定義

外測法と内測法の違い（表1）

胎児心拍数のモニタリングの仕方には，外測法と内測法があります．

外測法とは，母体の腹壁に超音波ドプラのトランスデューサーを装着して胎児心拍を検出する方法です．未破水の症例の分娩監視や妊娠中のモニタリングに一般的に行われている方法です．

それに対して内測法とは，破水した状態で，開大した子宮頸管を通じて児頭もしくは胎児のほかの部分の皮膚に，直接，心電電極（らせん電極）（図1）を装着する方法です．子宮穿孔や常位胎盤早期剥離などの合併症を認めたという報告もありますが，その頻度は少なく，内測法は外測法に比べて正確な信号を得ることができ，細変動の評価も十分に行うことができるのを特徴としています．もし，母体肥満などで外測法では正確な判定ができないと判断され，分娩が開始しているなどの条件が整っていれば，人工破膜をして内測法に切り替えたほうが良い場合もあります．

表1　胎児心拍数モニタリング：外測法と内測法の相違点と特徴

	外測法	内測法
使用時期	妊娠中，分娩中	分娩中
破水の状況	未破水，破水後	破水後，人工破膜後
装着部位	母体腹壁にトランスデューサー装着	児頭（胎児皮膚）に心電電極を装着
清潔操作	不要	必要
器械分娩	問題なく行える	可能
その他	・非侵襲的 ・禁忌なし ・肥満，羊水過多の妊婦では，また母体の体位，胎動によっては良好な信号が得られにくい場合がある ・母体低血圧に注意が必要 ・帝王切開では消毒後はモニタリングできない	・侵襲的 ・母体感染症では控える （分娩後，必要があれば，母体・胎児の感染，出血の有無を調べる） ・良好な信号が得られる

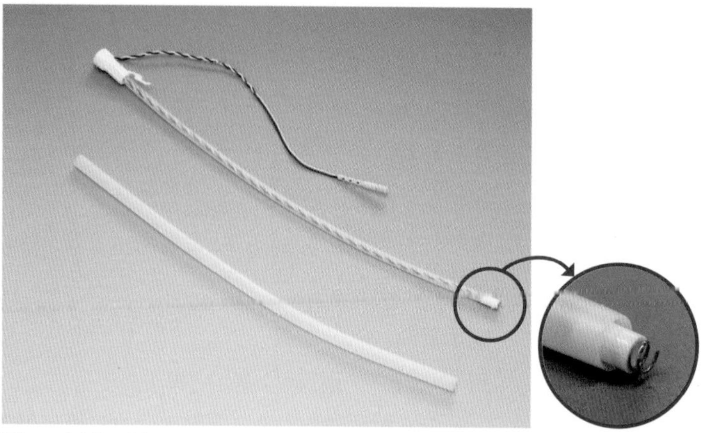

図１　**内測用胎児心電電極（らせん電極）**

（写真提供：アトムメディカル株式会社）

表２　**外測法：超音波ドプラのトランスデューサー装着の概略**

1. 母体腹壁の良好な信号が得られる場所にトランスデューサーを固定する（母体心拍と間違えないよう，超音波なども使用する）.
2. 母体の体位をセミファーラー位にする．可能であれば側臥位がよい.
3. 分娩中は側臥位でのモニタリングが望ましい.
4. 母体血圧，母体心拍数を適宜測定する.
5. 信号が拾えなくなったら，トランスデューサーの位置を移動する.
6. 操作が終了したら，トランスデューサーをはずし，ゲルを拭き取る.

表３　**内測法：児頭心電電極の装着の概略**

1. 破水している状態で，子宮頸管が開大していること，内診指が胎児に到達できることが必要である.
2. 内測法が必要で，内測法が可能な状態であれば，人工破膜を行う.
3. 胎児先進部分を確認する．頭蓋縫合部への心電電極装着は避ける.
4. 清潔操作で行う.
5. プラスチックガイドを手掌で保持し，腟内に挿入する.
6. ガイドの先端を装着部分の胎児皮膚に垂直に当てる.
7. 心電電極の先端がガイドの先端から 2～3 mm 出るようにする.
8. ガイドの位置を固定し，電極を押し込むように 1～2 回，回転させ，児頭の皮膚に固定する.
9. 電極の先端がふらついていたり，容易に回転するようであればやり直す.
10. 母体大腿部にレッグプレートを固定しておく.
11. プラスチックガイドをはずし，電極をレッグプレートのモニター端子に接続し，電極のワイヤーを母体大腿部に固定する.

表１に外測法と内測法の相違点と特徴を列挙しました．また，外測法の超音波ドプラのトランスデューサー操作手順を**表２**に，内測法の児頭心電電極の装着手順を**表３**に示します.

陣痛圧モニタリング

陣痛圧（子宮内圧）を胎児心拍数と同時にモニタリングします．これにも外測法と内測法があります．

1. 外測法

圧（陣痛）トランスデューサーを子宮収縮の強さ，時間，頻度が把握できる箇所に装着します．一般的には，母体の臍のやや上にベルトで固定するのがよいとされています[2]．あまり下だと子宮収縮が検出できず，上すぎると母体の呼吸の影響を受けたり子宮部分からトランスデューサーが外れてしまったりします．また，**図2**のｂのように側腹部につけると，子宮が収縮するとトランスデューサーを押す力が逆に弱まって，陣痛の記録が**図3**の下段のように反転することがあるので注意が必要です[2]．外測法における超音波ドプラのトランスデューサーと圧トランスデューサーを保持するためのベルトは，モニタリングが長時間に及ぶ場合やベルトの締め付けが強い場合に母体に不快感を与えることがあるので，さらに注意が必要です．

2. 内測法（表4）

最近の子宮内圧（羊水圧）測定用カテーテル（**図4**）は，先端に羊水圧を測定するセンサーがついていて，生理食塩水でチューブを満たす必要がなくなっています．

あらかじめ超音波検査で児頭の向き，胎盤および臍帯の位置，羊水量などを確認し，カテーテルの挿入方向や先端の留置場所を決めておく必要があり

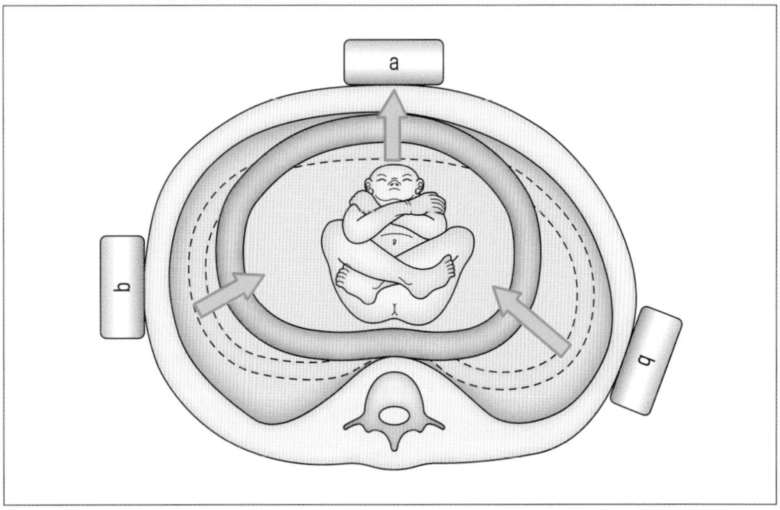

図2　圧（陣痛）トランスデューサーの位置
陣痛発作時，ａの位置にベルトで固定されたトランストランスデューサーは子宮によって圧迫されるが，ｂの位置では逆に子宮からの圧迫が弱くなり，図３の下段のように陣痛の山が谷のように表示されてしまうことがある．（文献２より作成）

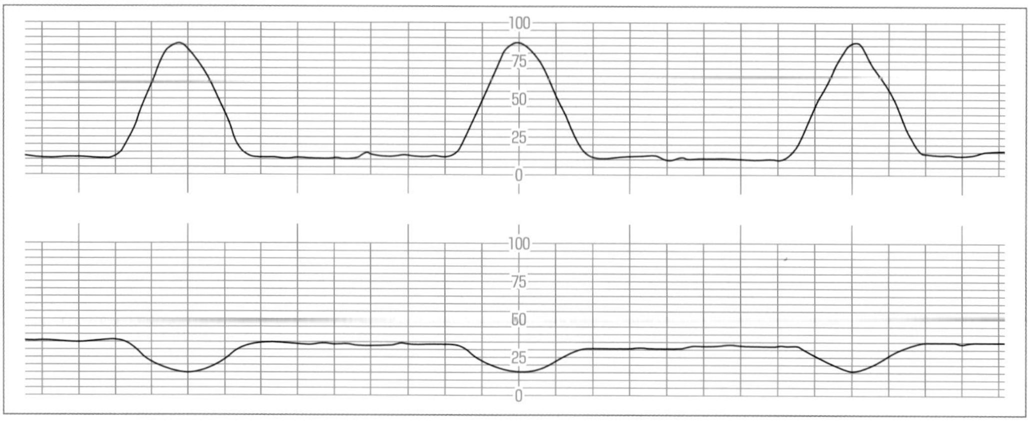

図３　**陣痛波形の反転**
上段は図２のａの位置に圧トランスデューサーが固定されている場合
下段は図２のｂの位置に圧トランスデューサーが固定されている場合
（文献２より作成）

表４　**内測法：子宮内圧（羊水圧）測定用カテーテルの装着の概略**

1. あらかじめ超音波検査で児頭の向き，胎盤および臍帯の位置，子宮内腔の凹凸，羊水量，羊水スペースの位置を確認する．
2. チューブの先端をどこに置くか，どのくらい入れる必要があるか，どのくらい入れたら危険かを確認する．
3. 挿入時，無理に入れないようにする．
4. 胎盤のある方向とは逆の側から入れたり，臍帯が集まっている箇所を避けるようにする．
5. 子宮頸管と児頭の間にプラスチックガイド下に挿入し，内診指と児頭の隙間から 30 cm 程度ゆっくり挿入する．
6. スムーズに挿入できないときには，いったん抜いて，再挿入を試みる．

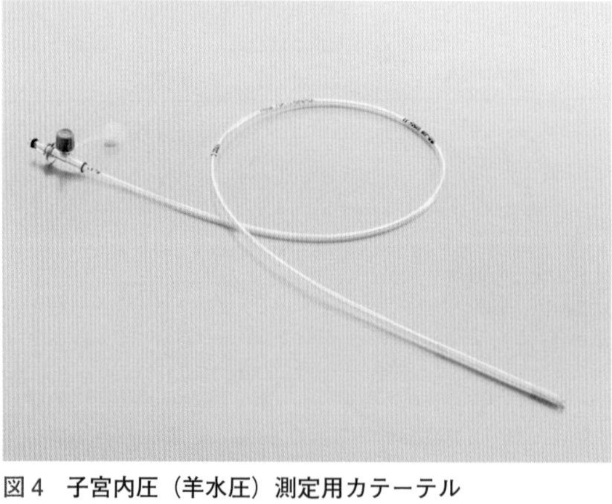

図４　**子宮内圧（羊水圧）測定用カテーテル**
（写真提供：アトムメディカル株式会社）

ます．基本的には，胎盤を避けて逆の側から入れたり，臍帯が集まっている場所を避けるようにします．これも無菌操作が必要です．また，母体感染症がある場合には控えるほうが良いとされています．

Check 胎児心拍数モニタリング（分娩監視装置）の装着

■以下の文章を読み，正しいものに○，間違っているものに×を付けよ．

①外測法とは母体腹壁に装着した超音波ドプラのトランスデューサーから胎児心拍信号を計測している．
②内測法は，破水していないと行うことはできない．
③分娩中は，仰臥位でのモニタリングが望ましい．
④胎児心拍数モニタリング（分娩監視装置）の装着中は，適宜，母体血圧や母体心拍数を計測する．
⑤心拍数基線細変動の評価には外測法のほうが優れている

参考文献

1）遠藤力．胎児心拍数モニターの正しい装着手順．ペリネイタルケア．29, 2010, 934-40.
2）馬場一憲．分娩監視装置の原理と使用上の注意．周産期医学．37（3）, 2007, 375-9.

Check 答

①○　（p.43 表 1 参照）
②○　（p.43 表 1 参照）
③×　可能であれば側臥位が望ましい．（p.44 表 2 の 2 および 3 参照）
④○　（p.44 表 2 の 4 参照）
⑤×　内測法の方が優れている．（p.43「外測法と内測法の違い」参照）

「産科医療補償制度・再発防止に関する報告書」に学ぶ①

はじめに

産科医療補償制度・再発防止に関する報告書は2011年から毎年発刊され，2021年までで第11回を数えています．報告書では，「数量的・疫学的分析」と「テーマに沿った分析」とに分けて報告されています．「テーマに沿った分析」の中で，胎児心拍数モニタリングに関することは，第1回と第3回の「分娩中の胎児心拍数聴取について」，第4回「子宮内感染について」，第8回「胎児心拍数陣痛図の判読について」，第9回「胎児心拍数陣痛図について～脳性麻痺発症の主たる原因が母体の呼吸・循環不全による子宮胎盤循環不全とされている事例の胎児心拍数陣痛図の紹介～」，第10回「胎児心拍数陣痛図の判読について～早産における胎児心拍数陣痛図の判読について～」の中で取り上げられています．

本項では，実際に事例の中で「臨床経過に関する医学的評価」として指摘された文章を挙げますので，実際の言葉から臨場感を持って学んでいただければと思います．分析対象事例の中には，胎児心拍数聴取が十分でないため胎児機能不全の早期診断の遅れと分娩介入の機会を逸した可能性がある事例や，胎児心拍数の記録が十分でないため脳性麻痺発症の原因分析が十分に行えなかった事例があったことが指摘されています．胎児機能不全の早期診断のために，また，産科医療の質の向上と脳性麻痺発症防止のために，分娩中の胎児心拍数聴取を適切に行うことの重要性が強調されています．

分析対象事例から指摘されている内容は，以下の5つに分けられます．

①間欠的胎児心拍数聴取について

②一定時間の分娩監視装置の装着が必要な状況について

③連続的モニタリングが必要な状況について

④正確な胎児心拍数および陣痛計測について

⑤適正な胎児心拍数聴取の記録について

これらについて，順次，説明します．

是非，一読して，自施設の監視方法と比較して，教訓としていただければと思います．

間欠的胎児心拍数聴取について

まず，『産婦人科診療ガイドライン－産科編 2020』では分娩時の分娩監視装置を装着する必要性について，**表1**のように勧めています[1]．入院時には reassuring fetal heart rate pattern を確認し，確認後は，間欠的胎児心拍数聴取でも，連続モニタリングでもよいとされています．しかしながら，「胎児心拍数モニタリングの有用性」のところでも説明しましたが，分娩第1期の活動期から分娩第2期での間欠的胎児心拍数聴取による管理方法はあまり現実的ではないと考えられます（p.14 参照）．間欠的胎児心拍数聴取に関して，その施行間隔やその評価（間欠的胎児心拍聴取では一過性徐脈の分類はできないこと）について指摘されています．

表1　分娩監視装置を行う必要性について[1]

- 分娩第1期（入院時を含め）には分娩監視装置を一定時間（20分以上）装着して胎児心拍数陣痛図を記録する．(B)
- レベル1（Reassuring FHR パターン）ならば，次の分娩監視装置使用までの一定時間（6時間以内）は間欠的児心拍聴取（15〜90分ごと）で監視を行う．ただし，第1期を通じて連続モニタリングを行ってもよい．(B)
- レベル1以外と分類したら，対応と処置を行いながら，経過観察とした以外は連続モニタリングを行う．(B)

（文献1より引用改変）

産科医療補償制度・分析事例の指摘内容[2〜5]

- 分娩第1期であっても，3時間間欠的胎児心拍数聴取を行っておらず，また，分娩第2期において，胎児心拍数を一度も聴取していない．
- 入院後，分娩第1期のドプラ聴取は，間隔は最短でも30分，長い時には3時間も空いていた．分娩第1期であっても，3時間ドプラ聴取を行わなかったことは一般的ではない．
- 分娩開始による入院から分娩までの7時間25分の間の胎児心拍数の聴取が，4回のみの聴取間隔であったことは一般的でない．
- 入院時に分娩監視装置を装着して胎児の健常性を確認した後，次の分娩監視装置装着まで約9時間空いており，さらに間欠的児心拍聴取の間隔も1時間40分ないし2時間空いていることから，胎児心拍の聴取間隔および方法は基準から逸脱している．
- 入院以降，分娩監視装置による連続的な胎児心拍数モニターは実施されておらず，60分毎または90〜120分に間欠的胎児心拍数の聴取が行われている．『助産所業務ガイドライン　2009年改訂版』によると，分娩監視装置による連続的な胎児心拍数モニターを実施しない場合は，「分娩第1期潜伏期は30分毎，活動期は15分毎，第2期は5分毎」に胎児心拍聴取を行うことが推奨されており，本事例の胎児心拍数聴取間隔は基準から逸脱している．
- 『産婦人科診療ガイドライン－産科編 2011』においては，次の分娩監視装置装着までの一定時間（6時間以内）は間欠的児心拍聴取（15～90分毎）で監視を行うとされており，約10時間にわたって間欠的児心拍聴取のみによる分娩監視を行ったこと，ときに間欠的児心拍聴取間隔が90分以上であったことは基準から逸脱している．
・ドプラによる間欠的胎児心拍数聴取によって胎児一過性徐脈の波形の分類を行ったことは医学的妥当性がない．
・ドプラによる胎児心拍数聴取によって得られた胎児徐脈の所見が，「早発一過性徐脈」，「中等度変動一過性徐脈」等と記載されている．本来，胎児徐脈の所見は胎児心拍数と陣痛との関係を連続的にモニタリングすることで判断できるものであり，ドプラによって胎児徐脈の所見を判断している点は医学的妥当性がない．

一定時間の分娩監視装置の装着が必要な状況について

『産婦人科診療ガイドライン－産科編2020』では一定期間の分娩監視装置の装着が必要な状況について，**表2**のように勧めています[1]．それぞれの項目について，指摘されている記載を挙げます．

表2　分娩監視装置の装着が必要な状況

以下の場合は一定の時間（20分以上）分娩監視装置を装着する
・分娩第1期（入院時を含める）(B)
・破水時（B）
・羊水混濁あるいは血性羊水を認めたとき（B）
・間欠的児心拍聴取で（一過性）徐脈，頻脈を認めたとき（A）
・分娩が急速に進行したり，排尿・排便後など，胎児の位置の変化が予想される場合（間欠的児心拍聴取でもよい）(C)

（文献1より引用改変）

産科医療補償制度・分析事例の指摘内容[2~5]

●入院時および陣痛開始時

・分娩監視装置を装着したのが，来院から1時間後であったことは一般的ではない．
・胎動感消失を訴えてから1時間後に分娩監視装置を装着した．
・妊産婦が胎動減少を訴えている状態で，NST等で胎児の健常性を確認しなかったことは基準から逸脱している．
・腹痛，出血が認められた状況で，胎児心拍数モニターを装着せず，子宮収縮状態，胎児の健康状態の評価を行わなかったことは一般的ではない．
・陣痛開始までの約8時間の分娩監視方法は，胎児心拍数の確認がその間1回しか行っておらず，選択されることが少ない．陣痛開始後，約2時間分娩監視装置による分娩監視を行わなかったことは基準から逸脱している．

●破水時

・入院時の胎児心拍数陣痛図に異常所見はなく，分娩室に入室するまでの約6時間は1時間ごとにドプラ法で胎児心拍数が聴取されていたが，分娩第1期の活動期であり，破水したことも考慮すると臍帯圧迫などが起こる可能性もあり，全く分娩監視装置を装着せず，胎児心拍数を間欠的に聴取する方法を取ったことは，分娩管理として選択されることは少ない．

・破水後には臍帯脱出や胎児の位置変化による臍帯圧迫などが起こり，胎児の状態が急激に悪化する可能性があることから，内診終了後速やかに分娩監視装置を装着することが望まれる．

●羊水混濁

・分娩監視装置を保有しているにもかかわらず，羊水混濁を認め分娩の進行がみられない状況で間欠的胎児心拍数聴取のみであったことは一般的ではない．

●間欠的児心拍聴取で（一過性）徐脈，頻脈を認めたとき

・ドプラ法による間欠的胎児心拍数聴取で160 bpmを超える頻脈が認められた時点で，分娩監視装置による連続監視を行わなかったことは基準から逸脱している．

連続モニタリングが必要な状況について

『産婦人科診療ガイドライン－産科編2020』では連続モニタリングが必要な状況について，**表3**のように勧めています[1)]．

表3　連続モニタリングが必要な状況

「経過観察」を満たしても，以下の場合は連続モニタリングを行う（ただし，トイレへの歩行や病室の移動等で胎児心拍数が評価できない期間を除く）（トイレへの歩行時など医師が必要と認めた時には一時的に分娩監視装置を外すことは可能）．

- 分娩第2期のすべての妊婦（B）
- 分娩時期を問わず，以下の場合
  - ・子宮収縮薬使用中（A）
  - ・用量41 mL以上のメトロイリンテル挿入中（B）
  - ・用量41 mL未満のメトロイリンテル挿入中であっても陣痛が発来した場合（C）
  - ・無痛分娩中（B）
  - ・38 ℃以上の母体発熱中（B）
  - ・上記以外に産婦が突然強い子宮収縮や腹痛を訴えた場合（C）
- 分娩時期を問わず，以下のようなハイリスク妊娠の場合

（母体側要因）：糖尿病合併，“妊娠中の明らかな糖尿病”，コントロール不良なGDM（B），妊娠高血圧症候群（B），妊娠・分娩中の低酸素状態が原因と考えられる脳性麻痺児，IUFD児出産既往（概ね30週以上）（B），子癇既往（B），子宮体部への手術歴（B），帝王切開既往妊婦の経腟分娩試行中（TOLAC：trial of labor after cesarean section）（A）

（胎児側要因）：胎位異常（B），推定体重＜2,000 g（B），胎児発育不全（B），多胎妊娠（B），サイトメガロウイルス感染胎児（C）

（胎盤，羊水，臍帯の異常）：低置胎盤（B），羊水過多，羊水過少（C），臍帯卵膜付着が診断されている場合（C）

- その他，ハイリスク妊娠と考えられる症例（コントロール不良の母体合併症等）（C）

（文献1より引用改変）

産科医療補償制度・分析事例の指摘内容[2~5)]

●子宮収縮薬使用中

・分娩監視装置を用いた胎児健常性の判定を行うことなく，子宮収縮薬投与を開始したことは一般的でない．

・子宮収縮薬を投与していたにもかかわらず，胎児心拍数モニタリングを連続的に施行しなかったことは基準から逸脱している．

・胎児心拍数陣痛図には異常所見は認められないが，妊産婦に5分間欠に痛みの自覚があり，かつダイラパンが挿入されている状態で，間欠的胎児心拍数モニタリングを行うように指示したことは一般的ではない．

・子宮収縮薬使用中に分娩監視装置を長時間はずしていたことは基準から逸脱している．（中略）妊娠40週，胎児心拍数陣痛図上，胎児低酸素状態を疑う所見が出現している状況で，分娩監視装置による胎児心拍数モニタリングを終了し，間欠的胎児心拍数聴取を行わない状態で経過観察としたことは一般的ではない．

・分娩誘発にあたって，分娩監視装置を装着して過強陣痛や胎児機能の評価を行っていない．また，硬膜外麻酔で局所麻酔薬の注入前，および注入直後の胎児の状態の評価を行っていない．

● TOLAC中

・TOLAC中は，分娩監視装置による胎児心拍数の連続的モニタリングが必須と考えられており，入院後の胎児評価法として，ドプラによる胎児心拍数の間欠的聴取を行ったことは基準から逸脱している．

・帝王切開既往妊婦の経腟分娩（TOLAC）の際に，陣痛発来している状況で胎児心拍数陣痛図による胎児モニタリングを継続して実施しなかったことは基準から逸脱している．

●分娩第2期

・入院直後，約40分間装着された分娩監視装置を終了した後，ドプラによる胎児心拍の確認が行われていたものの，子宮口全開大後も約3時間にわたって連続的に分娩監視装置を装着せず，ドプラによる胎児心拍数の確認のみであった．妊娠糖尿病を合併していること，完全破水後であること，分娩第2期遷延とハイリスクであることからすると，連続的な分娩監視をせず，間欠的胎児心拍数聴取のみの確認としたことは一般的ではない．

・子宮口ほぼ全開大から約7時間経過し，レベル3の状態が持続した状況で，約3時間半の間，分娩監視装置を装着せずドプラ法による間欠的胎児心拍数聴取が1回行われたのみであったことは基準から逸脱している．

・入院直後の約40分間の胎児心拍数の連続的監視を行った以降，分娩終了までの17時間にわたって一度も分娩監視装置を用いた連続的な胎児心拍数の監視を実施しなかったことは，分娩監視方法として医学的妥当性がない．

●羊水混濁，感染が疑われるときなど

・分娩の活動期に入っていたと考えられ，羊水混濁は直接胎児機能不全を示す所見ではないものの，胎児への何らかの負担が予想される場合，その後の胎児評価は慎重に行うことが望まれ，母体発熱やCRPの上昇がみられたことを考慮すると，約3時間半の間，胎児心拍数を確認しなかったことは一般的ではない．

・分娩中の母体発熱があり，分娩中に連続的分娩監視を行わなかったことは基準から逸脱している．

・子宮内感染が疑われ分娩が進行している状況では，胎児機能不全の早期診断のために分娩監視装置による連続的な胎児心拍数の確認や頻回の胎児心拍数聴取など，より厳重な胎児管理が望まれるが，実施されておらず配慮に欠ける．

・本事例の当時は明確な基準はなかったが，『産婦人科診療ガイドライン－産科編2011』では，母体に体温38.0℃以上の発熱があった場合は，連続的胎児心拍数モニタリングが推奨されており，今後はガイドラインに則した胎児心拍数モニタリングの実施が望まれる．

・メトロイリンテル（150 mL）を挿入後，分娩監視装置を用いた連続監視を行わずに経過観察したことは選択されることは少ない．

●無痛分娩中

・硬膜外無痛分娩中に分娩監視装置を連続的に装着しなかったことは一般的ではない．

・無痛分娩について，カルボカインの注入が行われているが，注入前，注入直後の胎児の状態の評価を行わなかったことは標準的ではない．

・硬膜外麻酔開始から35分後に分娩監視装置を装着したが，それまで胎児心拍数の確認を行っていない．麻酔薬注入前後に胎児心拍数の確認を行わなかったことは一般的でない．

●ハイリスク事例

・胎児発育不全を認める場合，分娩中は分娩監視装置を用いて連続的胎児心拍数モニタリングを行うとされており，陣痛発来後連続して分娩監視装置を装着しなかったことは一般的でない．

・胎児発育不全が認められ，分娩経過中に血圧が上昇している状況で，胎児心拍数の連続モニタリングを行わなかったことは基準から逸脱している．

・30〜60分ごとに胎児心拍数をドプラで確認している．『産婦人科診療ガイドライン－産科編2011』において非活動期の胎児心拍数の聴取間隔は30〜90分とされており，胎児心拍数の聴取間隔は，通常妊産婦であれば基準内であるが，本事例はハイリスク妊娠であり，より頻回な胎児心拍数の聴取が必要と考えられ一般的ではない．

・妊娠高血圧症候群でハイリスク妊娠であること，午前中から不規則の子宮収縮がみられ，夕方には陣痛が発来したこと，その時に妊産婦が便意を訴えていたことなどを考慮すると，約19時間の間分娩監視装置を装着せず，胎児心拍数の確認も行わなかったことは一般的ではない．

●異常所見出現時（監視の強化）

・胎児頻脈，軽度および高度遅発一過性徐脈と軽度変動一過性徐脈を認めた時点で，分娩監視装置をはずしたことは基準から逸脱している．

・胎児心拍数陣痛図で基線細変動減少か，ほぼ消失がみられる状態で，異常波形と判読せず胎児心拍数モニタリングを中止したことは一般的ではない.

・『助産所業務ガイドライン』においては，胎児心拍数異常発生時に嘱託医療機関へ搬送するまでの処置として「胎児 well-being の評価，体位変換・酸素投与」と記されている．遅発一過性徐脈などの胎児心拍数異常が認められた後に，分娩監視装置による連続的なモニタリング・記録ではなく間欠的胎児心拍数聴取を行ったことは一般的ではない.

・外来で実施された胎児心拍数陣痛図は，胎児心拍数波形レベル分類でレベル 3（異常波形Ⅰ）に相当し，監視の強化が必要であると判断されるが，移動により胎児心拍数監視が一時中断されている．入院後に分娩監視装置が再装着されるまで，約 2 時間経過したことは一般的ではない.

・胃痛等の腹部症状は，子癇発作，HELLP 症候群，常位胎盤早期剝離などの初期症状の場合がある．妊産婦の血液検査や連続的な胎児監視などによる母児の状態の評価を行わないまま経過観察のみにとどめ，急速遂娩または母体搬送の必要性について検討を行わなかったことは基準から逸脱している.

・「胎動がない」との訴えの妊産婦に対して来院から 1 時間後に分娩監視装置を装着したことは一般的ではない.

・分娩台へ移動後に連続モニタリングを中止して，ドプラでの胎児管理を行ったことは，異常波形がみられていることから，医学的妥当性がない.

・外来の胎児心拍数陣痛図で，監視の強化が必要と判断される所見を認めた後，再度分娩監視装置が装着されるまでに約 2 時間経過したことは一般的ではない.

●急速遂娩等の待機中

・クリステレル胎児圧出法を併用した吸引分娩を実施した後，帝王切開開始までの約 1 時間にわたり，分娩監視装置による胎児心拍数モニタリングを行わなかったことは一般的ではない.

・搬送先を探している間に分娩監視装置による胎児心拍数モニタリングを実施しなかったことは一般的ではない.

●その他

・トイレ歩行のため分娩監視装置がはずされているが，遅発一過性徐脈から胎児心拍数が回復して約 8 分しか経過しておらず，胎児心拍数の評価を慎重に行うことが望まれるため，分娩監視装置を装着したまま床上排泄を介助することも一つの手段であった．よって，この時点で分娩監視装置をはずしたことの妥当性には，賛否両論がある.

・児頭骨盤不均衡や回旋異常の除外診断のために骨盤 2 方向のレントゲン撮影中約 70 分にわたり分娩監視装置を装着しなかったことは基準から逸脱しており，子宮収縮薬を中止してから検査を行わなかったのは一般的な対応ではない.

正確な胎児心拍数および陣痛計測について

胎児心拍数モニタリング所見はパターン認識による評価であるため，子宮収縮は可能な限り計測できるよう努力しなければなりません．外測法で胎児心拍数の継続的な計測が難しい場合には，内測法も考えてみます．きちんと胎児心拍数と陣痛を計測していないため，異常パターンの認識や医師への報告の遅れなどが指摘されています．

産科医療補償制度・分析事例の指摘内容[2〜5)]

- モニタリング上で約140 bpmと約100 bpmの2つの胎児心拍数基線が不定期かつ突然に交代している．母体の血流の拍動を記録していた可能性が高いと考えられるが，胎児心拍数を記録できていたのか，母体の血流の拍動を記録していたのか断定できない場合は，分娩監視装置を装着し直し，正しく記録するのが一般的である．分娩監視装置を装着し直さなかったことは一般的でない．
- 胎児心拍数異常がみられる状況で，胎児心拍数聴取用トランスデューサーがはずれた母体心拍の記録なのか，胎児が徐脈を呈している記録なのか判断できないままの分娩監視装置装着状態を約1時間継続したことは一般的ではない．
- 分娩監視装置の記録は，本人の努責の影響と思われるが，胎児心拍数の判読が困難な部分がある．このような場合は，トランスデューサーを適切な部位へ移動して装着を試みる必要があり，胎児心拍数の判読が困難な状況を長時間経過観察としたことは一般的ではない．
- ダブルカウントや徐脈が混在し判読が困難で，この時点での胎児機能不全の程度の判断はできず，また，胎児心拍数の連続的な記録がないため，胎児機能不全の早期診断と分娩介入の機会を逸した可能性がある．
- 胎児心拍数の連続的な記録がないため，遅発一過性徐脈の出現や基線細変動の減少などに示される胎児機能不全がどの時点から発症していたか判断ができず，胎児機能不全の早期診断と分娩介入の機会を逸した可能性がある．
- 双胎Ⅱ児の胎児心拍数が正しくモニタリングされていない状況で，超音波断層法等で胎児心拍数の確認を行わず経過観察したことは基準から逸脱している．
- 一過性徐脈が認められているにもかかわらず子宮収縮が記録されないまま監視を行ったことは一般的ではない．
- 陣痛図の波形が振り切れており，機械のゼロ設定が適切に行われなかった可能性がある．陣痛が約1時間以上にわたり適切に計測されていないため，胎児心拍数陣痛図の正しい判読が困難となっており一般的でない．
- 胎児心拍数陣痛図の記録が不鮮明な場合は，正確に記録されるよう分娩監視装置の胎児心拍数聴取用トランスデューサーを装着し直すことが望まれる．また，子宮収縮波形も正確に記録されるよう，陣痛計測用トランスデューサーを正しく装着することが望まれる．

・胎児心拍数が聴取できないと判断した時点で，医師に報告せず胎児心拍数が不明のまま経過観察したことは一般的ではない．

・入院後の胎児心拍数陣痛図で基線細変動が減少～消失し，一部にサイナソイダル様の波形もみられ，時折遅発一過性徐脈がみられた時点で，医師に報告せず経過観察としたことは一般的でない．

・医師が助産師からの数度の胎児心拍数の変化の報告に対し，直接胎児心拍数陣痛図を確認または診察をしなかったことは一般的ではない．

適正な胎児心拍数聴取の記録について

適正な胎児心拍数聴取の記録とは，分娩監視装置の時刻設定や診療録等への胎児心拍数所見や判読の記載についてです．

産科医療補償制度・分析事例の指摘内容[2～5]

・提出された胎児心拍数陣痛図は，時刻が設定されておらず，分娩監視装置の時刻設定を行わなかったことは一般的ではない．

・連続的に分娩監視装置を装着しない場合の胎児心拍数の確認については，診療録等に記録することが一般的である．分娩監視装置を装着していない間に，胎児心拍数を記録しなかったことは一般的でない．

・警戒すべき胎児心拍数陣痛図所見については，診療録に記録すべきであると考えられるが，診療録に胎児心拍数陣痛図の異常所見に関する記載がないことは一般的ではない．

・分娩監視装置の装着時刻や内診所見などについては診療録等に記載されているが，パルトグラムに記載しなかったこと，および児頭の回旋や分娩の進行に関する判断や遷延分娩の評価，吸引分娩終了後から帝王切開開始までの胎児心拍数陣痛図の判読について，診療録に記載しなかったことは一般的ではない．

Check 「産科医療補償制度・再発防止に関する報告書」に学ぶ①

■以下の文章を読み，正しいものに○，間違っているものに×を付けよ.

①オキシトシンによる分娩誘発中には必ず，胎児心拍数モニタリングを連続的に行う.

②間欠的胎児心拍数聴取でも一過性徐脈の分類は可能である.

③入院時は，20 分間胎児心拍数モニタリングを施行して，胎児状態を評価する.

④分娩中，母体が排尿・排便をした場合，胎児心拍数を確認する.

⑤硬膜外麻酔による無痛分娩中は，分娩第 1 期の活動期にならなければ，連続的胎児心拍数モニタリングを行う必要はない.

参考文献

1）日本産科婦人科学会・日本産婦人科医会 編集・監修. “CQ 410 分娩中の胎児心拍数及び陣痛の観察は？, 産婦人科診療ガイドライン：産科編 2020. 東京，日本産科婦人科学会. 2020, 223-7.

2）日本医療機能評価機構. “分娩中の胎児心拍数聴取について”. 第 1 回産科医療補償制度再発防止に関する報告書. 2011，18-29.

3）日本医療機能評価機構. “分娩中の胎児心拍数聴取について”. 第 3 回産科医療補償制度再発防止に関する報告書. 2013, 165-191.

4）日本医療機能評価機構. “子宮内感染について”. 第 4 回産科医療補償制度再発防止に関する報告書. 2014，90-136.

5）日本医療機能評価機構. “これまで取り上げたテーマの分析対象事例の動向について”. 第 6 回産科医療補償制度再発防止に関する報告書. 2016，160-185.

Check 答

①○　オキシトシンなどによる子宮収縮薬使用中は推奨レベル A で連続的に行うことが推奨されている.（p.51 表 3 参照）

②×　分類はできない.（p.49「間欠的胎児心拍聴取について」参照）

③×　20 分間で胎児評価をするわけではなく，胎児状態が良好と確認できるまで施行することを原則とする.（p.50 表 2 参照）

④○　排尿・排便後や母体が移動した場合は胎児の位置の変化が予想されるため，胎児心拍数の確認が必要である.（p.50 表 2 参照）

⑤×　分娩の時期ではなく，硬膜外麻酔が開始されたら連続的モニタリングを行う.（p.51 表 3 参照）

「産科医療補償制度・再発防止に関する報告書」に学ぶ②

はじめに

第 8 回「産科医療補償制度・再発防止に関する報告書」の「テーマに沿った分析」の一つとして，「胎児心拍数陣痛図の判読について」が取り上げられています[1]．ここでは，『「産科医療補償制度・再発防止に関する報告書」に学ぶ』の Part 2 として，正確な判読に至らなかった事例を中心に解説いたします．

■どんな胎児心拍数モニタリングが判読できていないのか？

遅発一過性徐脈を見逃さない，基線細変動を正しく評価する！

第 8 回「産科医療補償制度・再発防止に関する報告書」に公表された事例 1,606 件からやむを得ず胎児心拍数を聴取できなかった 12 件を除いた 1,594 件のうち，胎児心拍数聴取に関して産科医療の質の向上を図るための評価がされた事例は 512 件（32.1％）です．そのうち胎児心拍数陣痛図の判読と対応に関しては 406 件（25.5％）であり，判読に関して「評価」がされた事例 86 件（5.4％）が分析対象とされています（**表 1**）．

その結果，表に示すように，診療録に波形パターンの記載がある事例 59 例のうち，遅発一過性徐脈を変動一過性徐脈と判読している事例が 17 例と最も多く，遅発一過性徐脈を早発一過性徐脈と判読している事例が 10 例で続いています．また，何らかの一過性徐脈が出現している状況で，一過性徐脈なしと判読している（一過性徐脈を読めていない）事例も 14 例あり，そのうち，遅発一過性徐脈が出現している状況で，「一過性徐脈なし」と判読している例が 10 例あります．さらに，基線細変動が減少・消失している状況で，「一過性頻脈・基線細変動あり」と判読しているものが 8 例あります．考えてみれば，本事例は全て結果的に脳性麻痺となった事例ですので，判読できなかった波形パターンのほとんどは，児の予後を左右する遅発一過性徐脈や基線細変動の判読であったことは当然のことです．このことからも遅発一過性徐脈に気が付き見逃さないこと，基線細変動を正しく評価できることが重要だと考えられます．

報告書からの実際の事例を示しながら，「産科医療関係者に対する提言」を提示いたします[1]．

表1　胎児心拍数陣痛図の判読に関して産科医療の質の向上を図るための評価がされた項目　（重複あり・n=86）

評価事項	合計	
	件数	%
診療録に波形パターンの記載がある事例	59	68.6
遅発一過性徐脈を変動一過性徐脈と判読	17	19.8
遅発一過性徐脈を早発一過性徐脈と判読	10	11.6
変動一過性徐脈を早発一過性徐脈と判読	4	4.7
遷延一過性徐脈を変動一過性徐脈と判読	7	8.1
遷延一過性徐脈を早発一過性徐脈と判読	2	2.3
一過性徐脈が出現する状況で，一過性徐脈なしと判読	14	16.3
（うち遅発一過性徐脈が出現する状況で，一過性徐脈なしと判読）	（10）	（11.6）
基線細変動減少・消失している状況で，一過性頻脈・基線細変動ありと判読	8	9.3
一過性頻脈が認められない状況で一過性頻脈ありと判読	6	7.0
サイナソイダルパターンが出現する状況で，一過性頻脈・基線細変動ありと判読	2	2.3
徐脈を頻脈・一過性徐脈と判読	2	2.3
レベル分類，重症度分類	3	3.5
上記以外の事項	2	2.3
診療録に波形パターンの記載がない事例	25	29.1
胎児心拍数陣痛図が正確に記録されていない事例	8	9.3
うち子宮収縮が正確に記録されておらず，一過性徐脈の波形分類ができない事例	4	4.7

（文献1，p.39，表3-V-1より改変転載）

産科医療関係者に対する提言（文献1より一部改変）

①すべての産科医療関係者は，胎児心拍数陣痛図の判読能力を高めるよう各施設における院内の勉強会や院外の講習会へ参加する．

②特に遅発一過性徐脈と変動一過性徐脈の鑑別（**図1**），遅発一過性徐脈の判読，遅発一過性徐脈と早発一過性徐脈の鑑別，基線細変動減少・消失の判読（**図2**）について，正しく判読できるように習熟する．

③胎児心拍数の波形パターン出現の生理学的な意味を理解し，胎児心拍数陣痛図から胎児状態を推測することができるように習熟する．

④各トランスデューサーを正しく装着し，正確に胎児心拍数・子宮収縮を計測・記録する．

⑤判読所見は正常・異常にかかわらず，診療録に記載する．

⑥分娩監視装置の紙送り速度を1cm／分で施行すると基線細変動の評価や早発・遅発・変動一過性徐脈の鑑別が難しくなるため（**図3**），胎児心拍数陣痛図における紙送り速度を3cm／分に統一する．

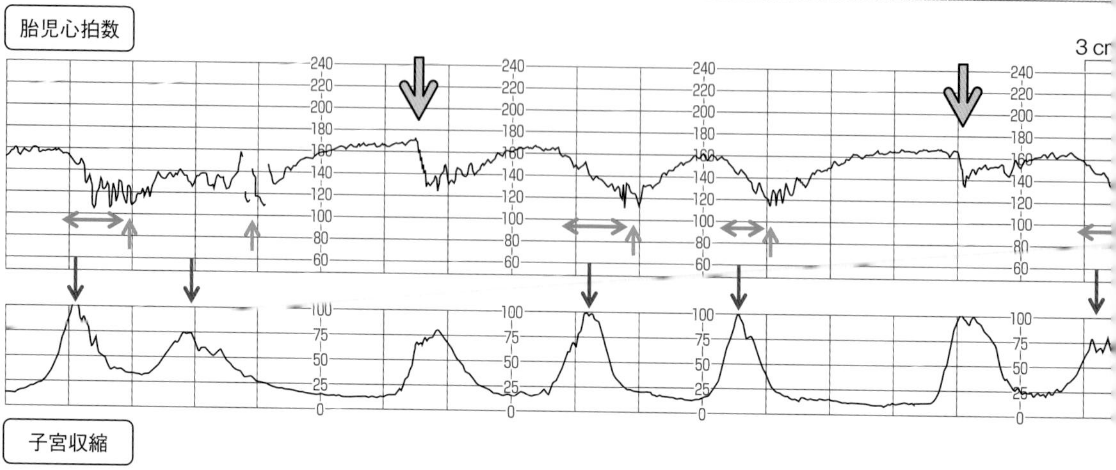

子宮収縮の最強点↓に心拍数低下の最下点↑がずれている⟷ことに注意
（臍帯圧迫によるものと考えられる急速な徐脈から始まっている一過性徐脈も認める↓）

図 1　**遅発一過性徐脈を変動一過性徐脈と判読された事例（文献 1，p.41，42～43 より筆者改変して作図）**

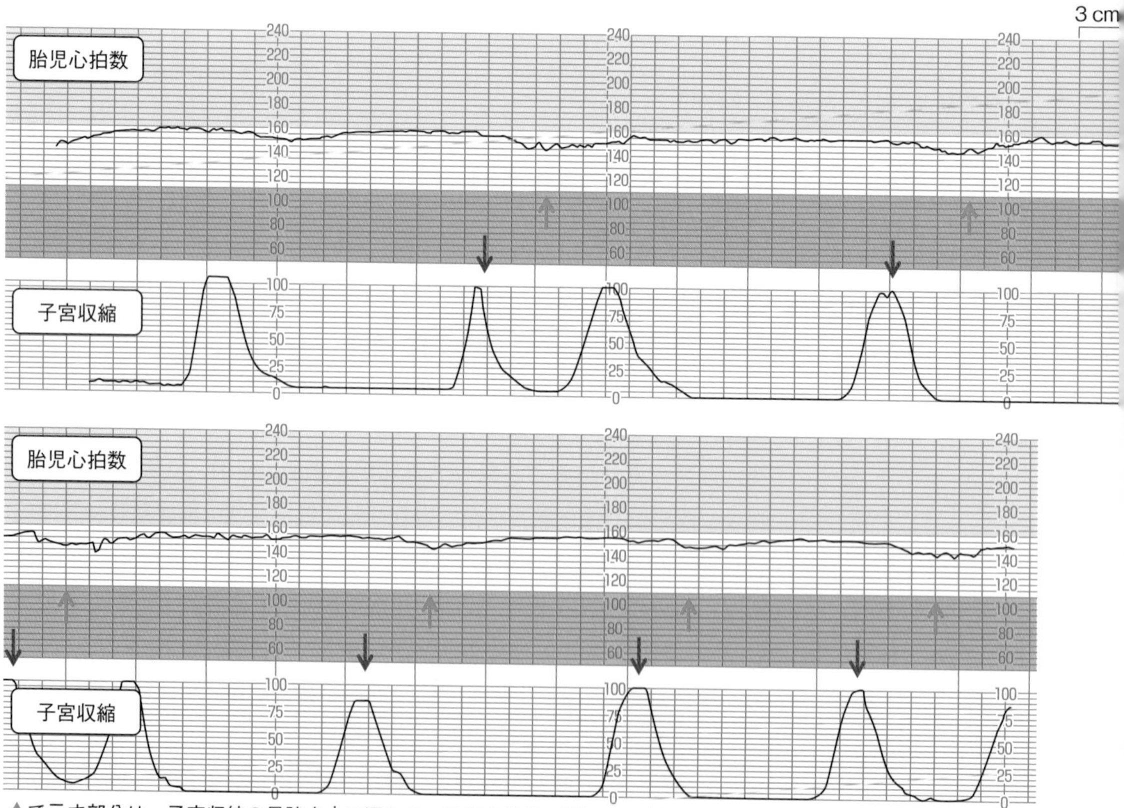

↑で示す部分は，子宮収縮の最強点↓に遅れて，胎児心拍数が緩やかに低下し，緩やかに回復しており，軽度遅発一過性徐脈が出現している．
この一過性徐脈の部分には，基線より細変動が増加していることに注意が必要である．

図 2　**基線細変動減少が判読できなかった事例（文献 1，p.54～55 より改変して作図）**

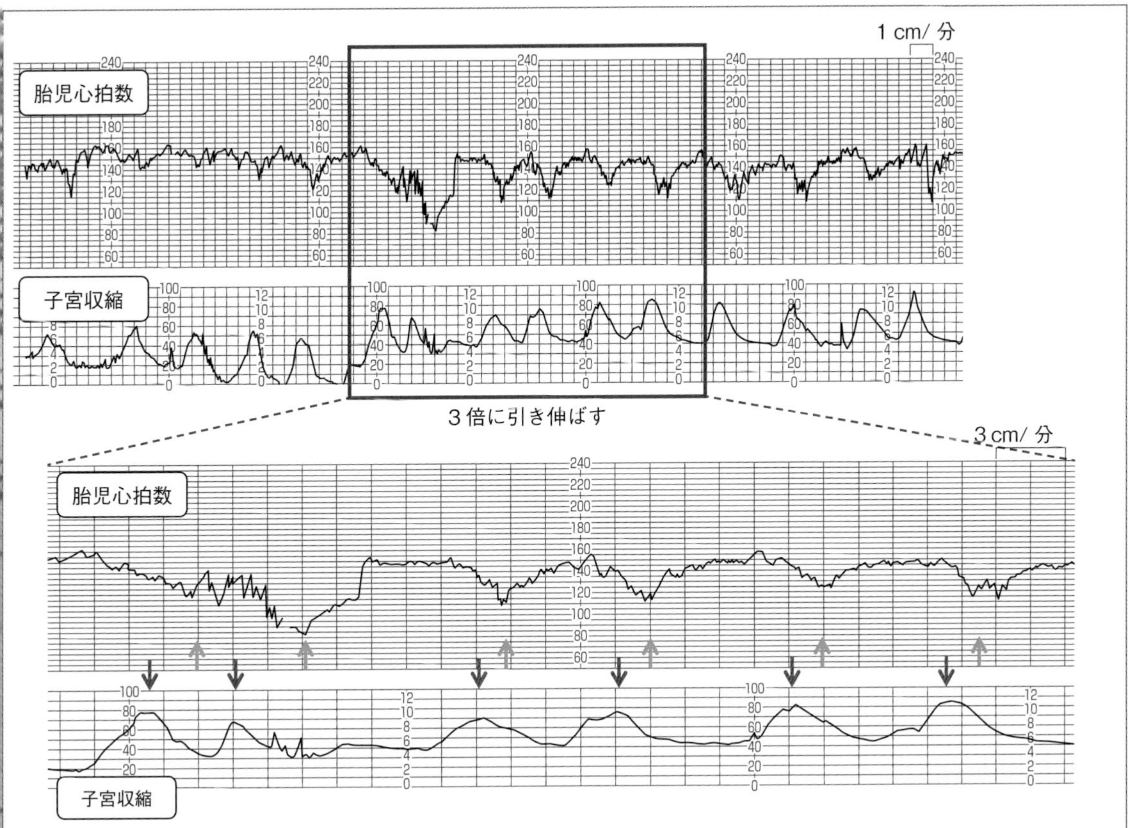

上の CTG は紙送り速度 1 cm/ 分であるため誤読されやすい.
下の CTG は枠の部分を横に 3 倍に引き伸ばしたもの.
子宮収縮の最強点↓に心拍数低下の最下点↑がずれていることに注意.

図 3　紙送り速度を 1 cm/ 分で施行したために遅発一過性徐脈を早発一過性徐脈と判読された事例
（文献 1，p.44～45 より改変して作図）

参考文献

1）「胎児心拍数陣痛図の判読について」．第 8 回産科医療補償制度再発防止に関する報告書．日本医療機能評価機構．2018，38-69.

第2章

胎児心拍数基線

胎児心拍数基線

FHR baseline

症　例

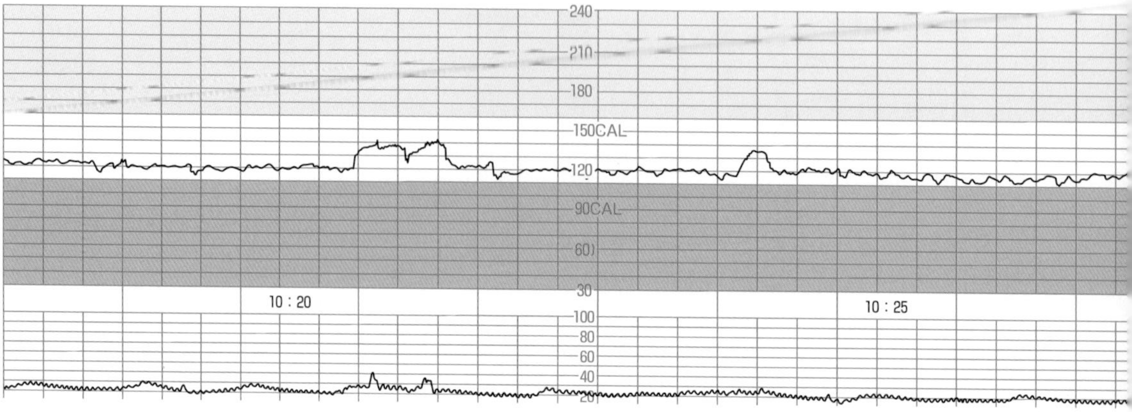

- 32 歳，2 妊 1 産（前回妊娠 41 週 4 日にて自然分娩）
- 妊娠 41 週 2 日，妊婦健診にて外来受診時の外測法による胎児心拍数モニタリング（3 cm／分）
- 胎児推定体重：3,258 g
- 羊水インデックス（amniotic fluid index：AFI）＝ 7.8 cm
- 内診所見：頭位，子宮口 3 cm 開大

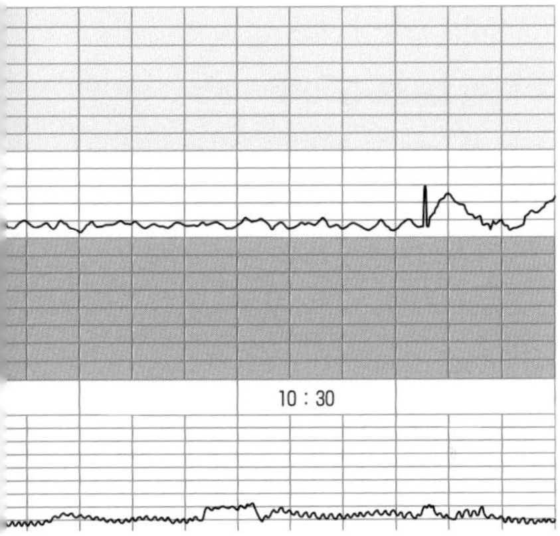

Question
問題

この波形から読みとれる胎児状態は？

胎児心拍数モニタリング所見（3 cm／分で記録）は，①胎児心拍数基線：正常（整）脈（115 bpm），②基線細変動：中等度（6～14 bpm 程度），③一過性頻脈：2回あり（約 13 分の観察），④周期性変動（一過性徐脈）：認めない，⑤子宮収縮：外測法にて測定，弱い収縮あり．

Answer
答え

胎児状態は良好（reassuring fetal status）

2003 年の日本産科婦人科学会周産期委員会「胎児心拍数図の用語及び定義検討小委員会」（以下，委員会報告）[1] や NICHD 委員会 [2] が定義しているように，①正常基線，②基線細変動正常，③一過性頻脈の存在，④一過性徐脈がない，のすべてが合致し，胎児状態は良好（reassuring fetal status）で正常であると診断します．

はじめに

最初に，胎児心拍数モニタリングを判読するうえでの基本，胎児心拍数基線（FHR baseline）についてお話しします．まず，胎児心拍数陣痛図をみた場合，胎児心拍数基線が何 bpm（beat per minute）であるかをみて，その胎児の固有の心拍数を同定することは，非常に重要なことです．また，胎児心拍数基線をみることで，いくつかのことがわかってきます．胎児の状態はもちろんのこと，母体感染症など母体の状態を反映している場合もあります．

2003 年の委員会報告[1] において，正常（整）脈の定義が以前の 120〜160 bpm（beat per minute）から 110〜160 bpm に変更されました．この変更は，本報告の一つの重要な点でもあります．本章では，胎児心拍数基線について，説明・解説したいと思います．

ここが POINT

2003 年の委員会報告で，正常（整）脈が従来の 120〜160 bpm から 110〜160 bpm に変更されたことがポイントです．しかし，妊娠週数も考慮しなければなりません．

■定義

胎児心拍数モニタリング中の胎児心拍数基線

2003 年の委員会報告[1] では，胎児心拍数基線を以下のように定義しました．

①正常（整）脈（normocardia）：110〜160 bpm

②徐脈（bradycardia）：＜ 110 bpm

③頻脈（tachycardia）：＞ 160 bpm

症例でも示したように，胎児心拍数基線が 120 bpm を下回る症例は，分娩予定日を超過した症例などでは，しばしば認められます（p.68「One point 胎児生理学」参照）．

ここで，胎児心拍数基線を決定するうえでの，いくつかの決まり[1] があります．

まず，胎児心拍数基線は 10 分の観察区画における，おおよその平均胎児心拍数として，5 の倍数として表します．つまり，152 bpm，139 bpm といった細かい表現は用いずに，125 bpm，135 bpm などと 5 bpm 刻みで表すこととされています．判読するためには，10 分の区画内で基線として読む場所は，少なくとも 2 分以上続かなければならないとされていて，もし 2 分以上続かなければ，その区画の基線は不確定とされます（この場合は，直前の 10 分間の波形から判定します）．その結果，胎児心拍数基線が 110 bpm 未満であれば徐脈（bradycardia）と呼び，160 bpm を超える場合は頻脈（tachycardia）と呼びます．さらに判定には，一過性変動が存在する部分や 26 bpm 以上の心拍数細変動の部分を除外するとされています．また，10 分間に複数の基線があり，その基線が 26 bpm 以上の差をもつ場合は，これらの区間での基線は判定しない，ともされています．

臨床的意義

胎児心拍数基線は胎児状態や母体環境を反映

胎児心拍数基線をみることで，いくつかのことがわかってきます．胎児状態はもちろんのこと，母体環境（中枢神経に影響を及ぼす麻酔薬などの薬剤にも注意）を反映する場合もあります．

ここでもう一つ注意しなければならないのは，妊娠週数です．正常（整）脈は 110～160 bpm とされていますが，胎児心拍数基線と妊娠週数は反比例して，妊娠週数が増加するにしたがって胎児心拍数基線は減少してきます（p.68「One point 胎児生理学」参照）．しかし，妊娠中期に心拍数基線が 110 bpm であったり，予定日を超過した症例で胎児心拍数基線が 160 bpm であった場合は，正常（整）脈であっても何らかの影響を考慮しなければなりません．

たとえば，切迫早産治療で母体に投与される β_2 刺激薬（リトドリン塩酸塩）は，胎児に移行して頻脈を起こし，同じく切迫早産治療や妊娠高血圧症候群で投与される硫酸マグネシウムは，わずかではありますが，胎児心拍数を減少させることが知られています．また，腎盂腎炎や絨毛膜羊膜炎などの炎症性疾患が母体に存在すれば，胎児心拍数基線は増加します．さらに，50～70 bpm の持続した徐脈は胎児房室ブロックであったり（胎児心室の固有心拍数は 55～60 bpm 程度），基線細変動が認められない 180 bpm 以上の頻脈は，頻拍性不整脈（実際の心拍数をドプラ音として必ず聴くこと，自己相関の胎児心拍数陣痛図の場合，ハーフカウントとなる場合があり，注意が必要）であったりする場合があります．

胎児心拍数基線の変更

胎児心拍数基線について，心拍数基線の心拍数のみで児の予後を議論した論文は少なく，110～120 bpm あるいは 150～160 bpm の範囲で新生児異常が生じたとする報告は認められていません．また，胎児心拍数基線について歴史的にも一定した見解がないのが現状です．これにより，2003 年の委員会報告[1]では，正常（整）脈を 110～160 bpm としたのです．

今までの報告をみると，Hon らの 1960 年代の報告では 120～160 bpm を正常脈としていますし，1990 年代に出版された教科書では 110～150 bpm あるいは 120～160 bpm としているものが多いようです．また，日本産婦人科

One point

胎児生理学

母体に発熱（絨毛膜羊膜炎や腎盂腎炎など）や薬物投与（切迫早産治療薬や中枢神経抑制薬など）がなく，胎児に不整脈を認めない場合，胎児心拍数基線を決めるのは，妊娠週数と睡眠サイクルです．

妊娠週数に関しては，Schifferli と Caldeyro-Barcia が実際のヒト胎児を用いて観察した報告[3]について紹介します（図）．妊娠 15 週ごろの胎児心拍数基線はおよそ 160 bpm であり，妊娠経過とともに心拍数基線（Pre Atropine FHR）は減少していきます．妊娠 28 週から満期にかけての心拍数基線の変化は通常 10 bpm 以内であるとされています．彼らは心拍数基線の変化を観察後，さらに胎児に副交感神経遮断薬である硫酸アトロピンを投与しました（硫酸アトロピンは胎盤や血液脳関門を通過します）．すると，投与後は図に示されているように，どの時期においても心拍数基線はおよそ 160 bpm を示しました（Post Atropine FHR）．つまり，妊娠週数の経過による心拍数基線の減少は，副交感神経（迷走神経）の緊張（vagal tone）が増加していくためであることが示されたのでした．

もう一つ，胎児心拍数基線に影響を与えるのは睡眠サイクルです．通常，ヒト胎児では，non-REM 睡眠（quiet sleep：acceleration や variability が少ない期間）では心拍数基線は低く，REM 睡眠（active sleep）では心拍数基線は増加します（理由はよくわかっていませんが，ヒツジ胎仔では逆になります）．胎児が寝ている（non-REM 睡眠）場合に，最近では振動音響刺激（vibro-acoustic stimulation：VAS）を用いて，胎児の睡眠サイクルを変えて（REM 睡眠にして）一過性頻脈を観察することがありますが，この場合，心拍数基線の増加がしばしば観察されます．

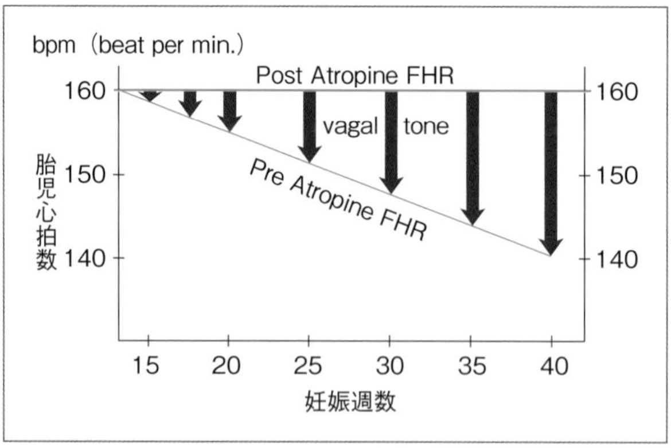

図　妊娠週数と心拍数基線の変化・硫酸アトロピンの影響

医会（旧日本母性保護産婦人科医会）出版の研修ノートにおいても，120～160 bpm が正常脈とされています．諸外国の報告をみると，FIGO（国際産婦人科連合）では 110～150 bpm，ACOG（米国産婦人科学会）の 1995 年の technical bulletin では 120～160 bpm，SOGC（カナダ産婦人科学会）では 120～160 bpm，1997 年の米国 NICHD Research Planning Workshop[2] では 110～160 bpm，さらに RCOG（英国産婦人科学会）では 110～160 bpm と定義されています．

Check 胎児心拍数基線（FHR baseline）

■以下の文章を読み，正しいものに○，間違っているものに×を付けよ．

①心拍数基線で正常（整）脈は 120～160 bpm である．
②心拍数基線は，おおよその平均心拍数として，125 bpm，140 bpm のように 5 の倍数として表す．
③心拍数基線は妊娠週数と関係し，妊娠経過とともに迷走神経の緊張（vagal tone）が増加していくため，減少していく．
④母体にリトドリン塩酸塩を投与すると，胎児徐脈を起こすことがある．
⑤母体が発熱していると，胎児心拍数基線の増加を起こすことがある．

参考文献

1）岡村州博ほか．胎児心拍数図の用語及び定義検討小委員会報告（日本産科婦人科学会周産期委員会報告：委員長；佐藤章）．日本産科婦人科学会雑誌．55, 2003, 1205-16.
2）National Institute of Child Health and Human Development Research Planning Workshop. Electronic fetal heart rate monitoring:Research guidelines for interpretation. Am. J. Obstet. Gynecol. 177, 1997, 1385-90.
3）Schifferli, P. et al. “Effects of atropine and beta adrenergic drugs on the heart rate of the human fetus”. Fetal Pharmacology. Boreus, L. ed. Raven Press. 1973, 259-79.

Check 答

①×　正常（整）脈は 110～160 bpm と定義されている．（p.66「はじめに」および「ここが Point」参照）
②○　（p.66「胎児心拍数モニタリング中の胎児心拍数基線」参照）
③○　（p.67「胎児心拍数基線は胎児状態や母体環境を反映」および p.68「One point 胎児生理学」参照）
④×　リトドリン塩酸塩は胎児に移行し，胎児頻脈を起こすことがある．（p.67「胎児心拍数基線は胎児状態や母体環境を反映」参照）
⑤○　（p.67「胎児心拍数基線は胎児状態や母体環境を反映」参照）

胎児心拍数細変動

FHR variability

症例❶

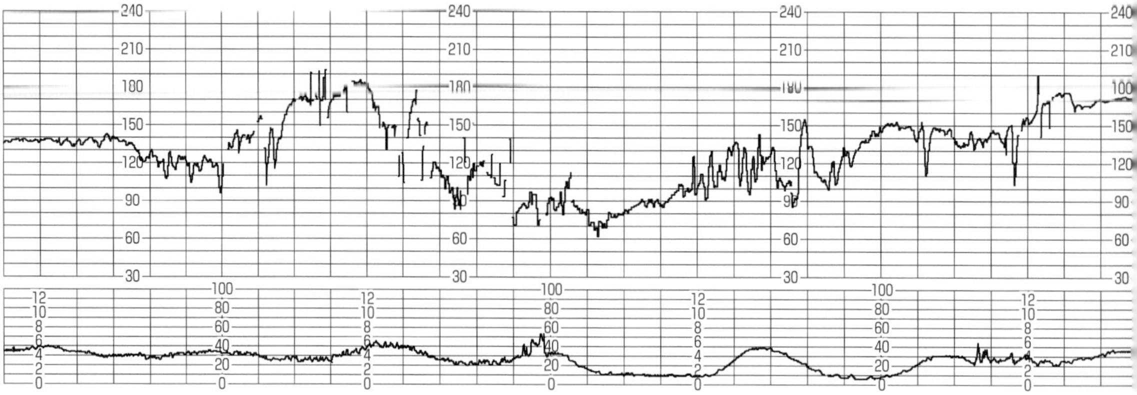

- 28 歳，1 妊 0 産
- 妊娠 39 週 2 日 , 前期破水にて入院．自然陣痛発来
- 胎児推定体重：2,780 g
- 羊水インデックス（AFI）＝ 4.5 cm
- 内診所見：頭位，子宮口 4 cm 開大，展退 80％
- 胎児心拍数モニタリングは内測法を施行（3 cm／分）

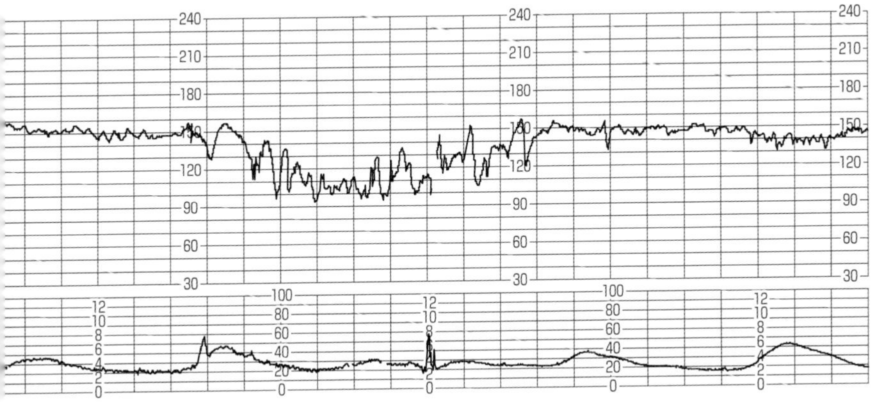

Question 問題

この波形から読みとれる胎児状態は？

胎児心拍数モニタリング所見（3 cm／分で記録）は，①心拍数基線：この観察範囲では同定できないが（心拍数基線を同定するためには 10 分間の区画が必要），一過性徐脈出現前後では正常（整）脈（130〜150 bpm），②基線細変動：中等度，③一過性頻脈：一過性徐脈出現前後で認められる，④一過性徐脈：遷延一過性徐脈が 2 カ所あり（4 分間と 2 分間＋中等度細変動），⑤子宮収縮：およそ 2 分の陣痛周期で 40〜50 mmHg 程度の子宮収縮を認める．

Answer 答え

遷延一過性徐脈（prolonged deceleration）

仰臥位低血圧あるいは臍帯圧迫による遷延一過性徐脈と考えられます．遷延一過性徐脈出現中であっても，心拍数細変動を認めます（徐脈の回復中にサルタトリパターンと思われる箇所あり．p.134 参照）．また，その前後では，中等度の基線細変動を伴った一過性頻脈が認められます．およそ 2 時間半後に，2,860 g の男児を自然分娩にて，Apgar スコア 7 点→ 9 点で出生．臍帯動脈血 pH 7.28 でした．

LECTURE

はじめに

本項では，「胎児心拍数細変動（FHR variability）」についてお話しします．なぜ，「胎児心拍数基線細変動（FHR baseline variability）」と「基線」が入っていないのか？ それは，2003年の委員会報告[1]の変更・追加項目の一つとして，「心拍数基線として判断できない胎児心拍数基線以外の部分においても，細変動を判定する場合は『心拍数基線細変動の分類』は適応されるものとする」とされているからです．「心拍数細変動」とは心拍数のギザギザのことで，一言で言えば「いつでもどこでも心拍数にギザギザがあれば胎児は元気」ということになるでしょう．

■定義

症例①は遷延一過性徐脈ですが，ここで強調したいことは，徐脈出現中であっても，心拍数細変動があるかどうかということです．前述しましたが，2003年の委員会報告[1]では，心拍数基線においても，その他の心拍数基線と判断できない部分（たとえば，徐脈出現中）であっても，胎児心拍数細変動として細変動を判読することを勧めています．このときもう一つ大切なことは，記録用紙の記録速度です．同委員会報告では，「記録用紙，モニターディスプレイ画面上においても，横軸の記録速度は1分間に3 cm，縦軸は記録紙1 cm当たり心拍数30 bpmを標準とする」[1]としています．心拍数モニタリングは原則的に肉眼で判断することとなっているため，心拍数細変動を評価するためには，とくに記録速度が重要です．

ここが POINT

2003年の委員会報告では，心拍数基線として判断できない胎児心拍数基線以外の部分においても，細変動を判定する場合は『心拍数基線細変動の分類』は適応されるものとするとしています．心拍数細変動の定義は，NICHDやその他の定義になく，それだけ同委員会が，胎児状態を把握する手段として，細変動を重要視したことがうかがえます．

胎児心拍数基線細変動（FHR baseline variability）（図1）

胎児心拍数基線細変動とは，1分間に2サイクル以上の胎児心拍数の変動であり，振幅，周波数とも規則性がないものと定義されています．これらは，NICHDの基準を参考に定義され，細変動消失（**症例②**），細変動減少，細変動中等度，細変動増加（**症例③**）の4段階に分類され，中等度を正常としています[2]．さらに，胎児心拍数基線細変動の分類は肉眼的に判読し，short term variability（STV），long term variability（LTV）の表現はしないとされました（p.78「One point 胎児生理学」参照）．

胎児心拍数細変動（FHR variability）

胎児心拍数基線（FHR baseline）以外の部分においても，細変動を判断

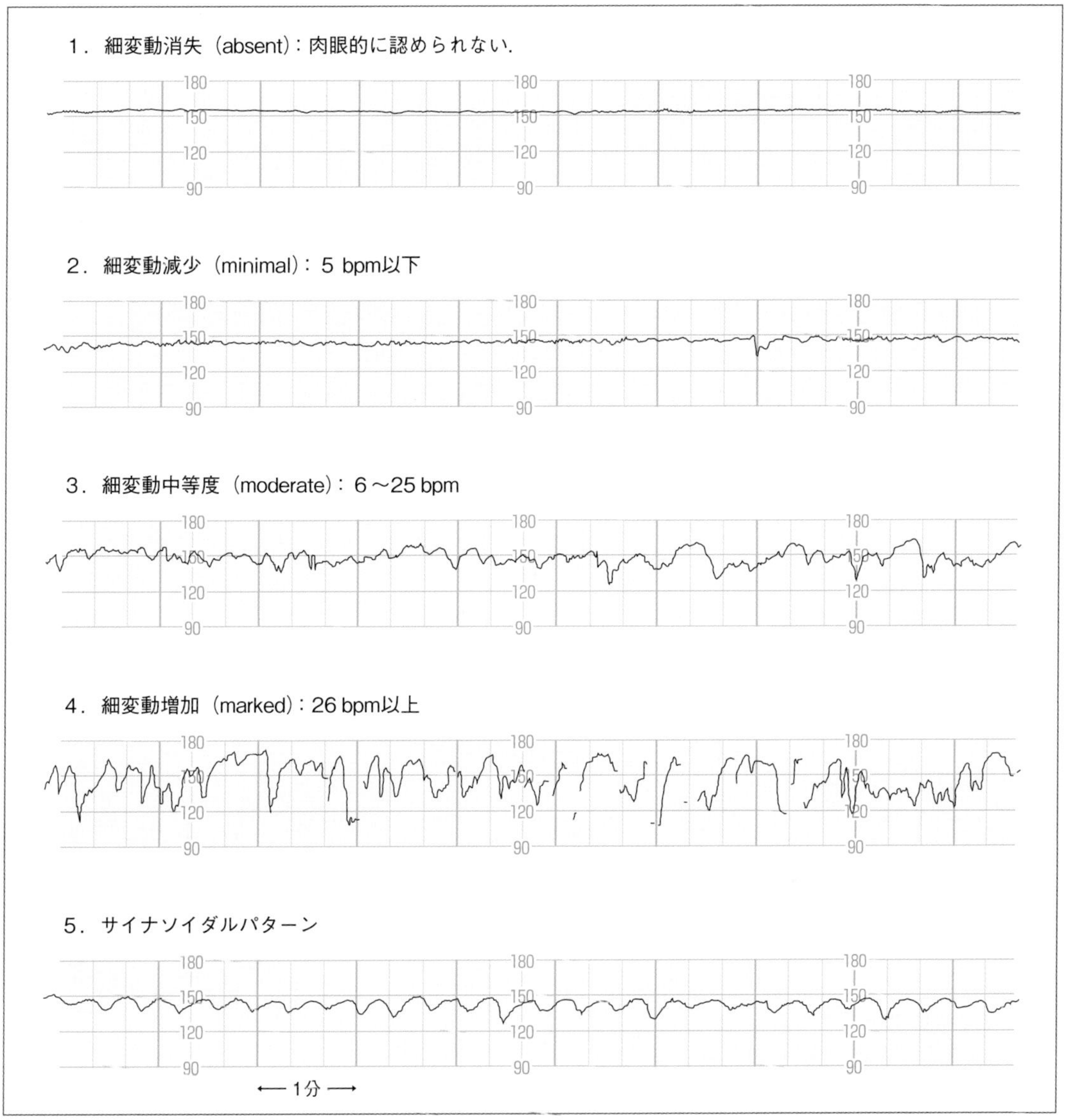

図1　胎児心拍数基線細変動と胎児心拍数細変動の定義と分類[2]

する必要がある場合には，心拍数基線細変動の分類が適応されます．

■臨床的意義

胎児心拍数基線細変動と胎児心拍数細変動

基線細変動の異常が認められた場合は，**表1**（p.76）に示すような因子がないかどうか調べる必要があります[1]．基線細変動の減少あるいは消失が，反復する遅発一過性徐脈や変動一過性徐脈，遷延一過性徐脈といった周期性変動とともに認められた場合には，胎児状態が悪化してアシドーシスに陥っ

症例❷

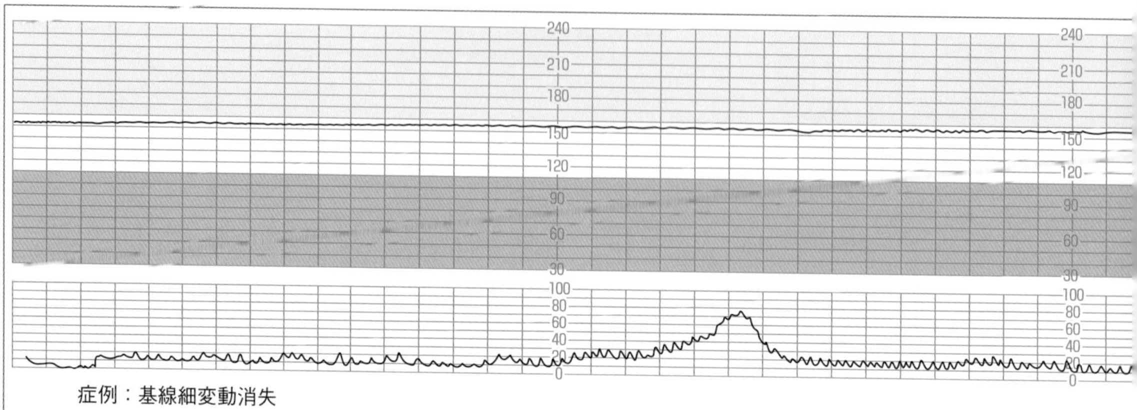

症例：基線細変動消失

2X 歳 X 妊 0 産．妊娠 37 週 X 日．胎動の減少を訴え来院する．胎児推定体重は 2,382 g．

緊急帝王切開施行．2,5XX g の児，Apgar スコア 1 点→1 点で出生．臍帯動脈血 pH 6.9 台

症例❸

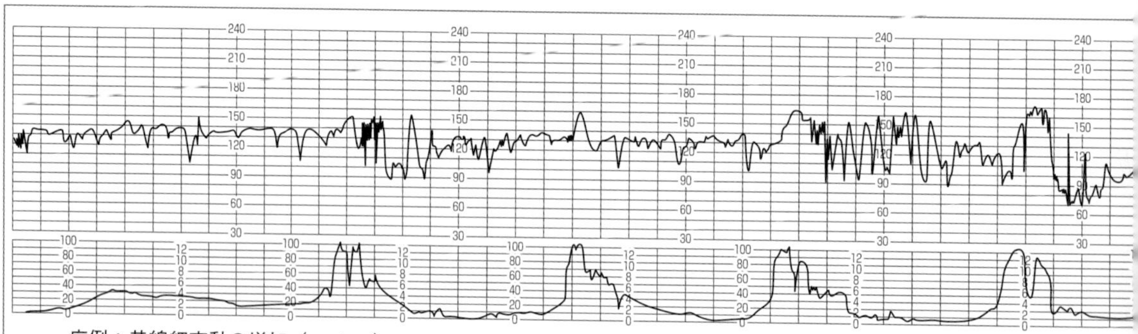

症例：基線細変動の増加（marked）

38 歳 1 妊 0 産．妊娠 39 週 2 日．

ていることを示唆する所見として重要です．Parer らの 8 文献の検討[3]では，①心拍数基線細変動が正常であれば 98％にアシドーシス（pH ＜ 7.10）を認めない，②心拍数基線細変動が減少または消失すれば 23％にアシドーシスを認めると報告されています．したがって，実際の臨床上，細変動の減少が胎児状態の悪化によるものか，ほかの原因によるものかを見極めることが重要です．さらに，正常（良好な子宮環境にいる）胎児であっても，non-REM 睡眠時には基線細変動が減少していることがあります．このような場合，振動音響刺激（VAS）などで胎児の睡眠サイクルを変えてみることが大切です．また，鎮静薬や麻酔薬，さらに手術時の前投薬として用いられる

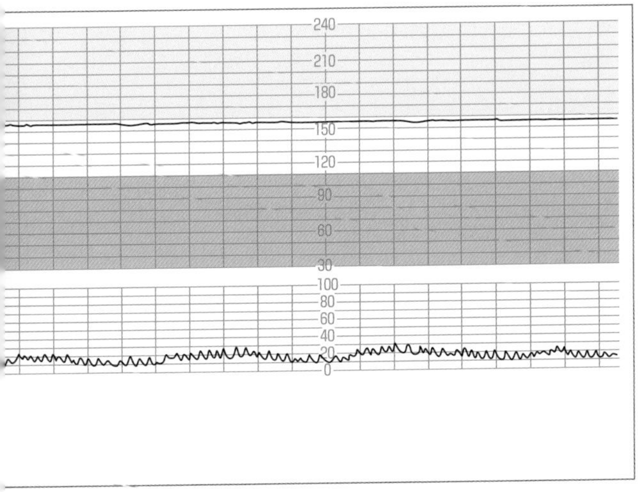

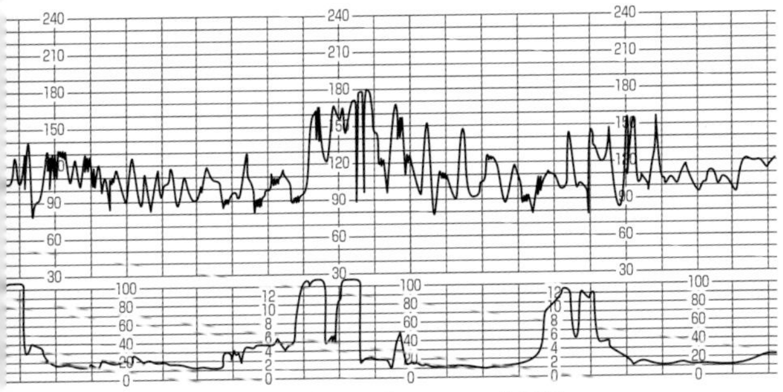

AFI＝3.5 cm，子宮口開大 8 cm，内測法
遷延一過性徐脈出現前後に基線細変動の増加をみる（Saltatory pattern）.

硫酸アトロピン，切迫早産治療や妊娠高血圧症候群に投与される硫酸マグネシウムなどは胎盤を通過し，心拍数基線細変動を減少させるので注意が必要です．麻酔導入による影響として，**症例**④を提示します．心拍数基線が140 bpm の reassuring pattern から，全身麻酔導入によって，心拍数基線が130 bpm に低下し基線細変動が消失しています．

さらに心拍数基線や一過性頻脈と同じように，基線細変動を評価する場合には，妊娠週数の考慮が必要です．未成熟な胎児は頻脈傾向にあること，心拍数調節メカニズムの未熟性から基線細変動が少ないことが知られています．しかし，妊娠週数の進行とともに基線細変動は増加することが報告されてい

症例❹

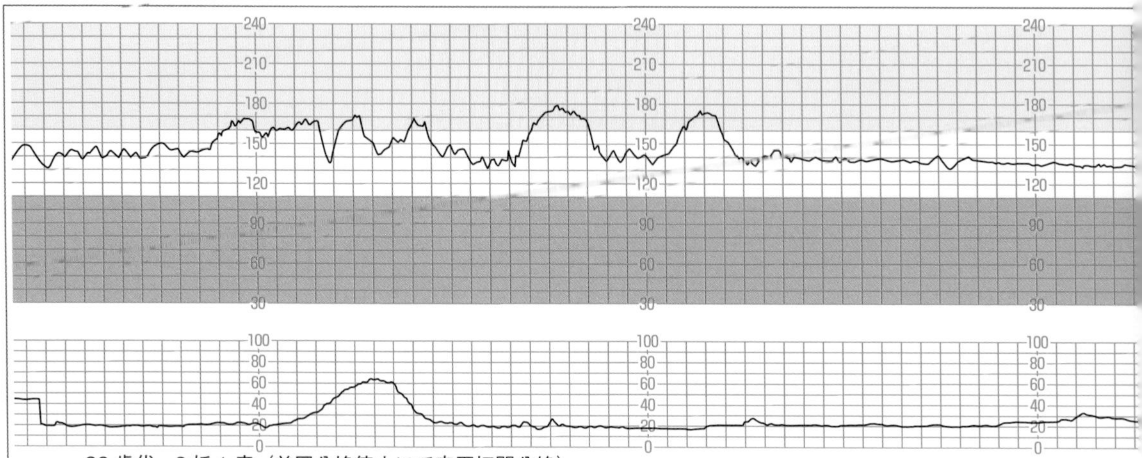

30 歳代　2 妊 1 産（前回分娩停止にて帝王切開分娩）
妊娠 35 週台　前置癒着胎盤にて帝王切開＋子宮全摘術予定のため全身麻酔
プロポフォールにて麻酔導入し，セボフルラン＋レミフェンタニルで維持
3,100 g 台，Apgar スコア 4 点→5 点，sleeping baby にて出生．
臍帯動脈血 pH 7.28 でした．

表 1　胎児心拍数基線細変動に影響を与える因子

●胎児心拍数基線細変動を減少させる因子
1. 胎児睡眠（non-REM 睡眠）
2. 未熟性（妊娠週数）
3. 胎児頻脈
4. 薬物（麻酔薬など）
5. （慢性）低酸素症
6. アシドーシス（低酸素症とアシドーシスになっている場合）
7. 不整脈（房室ブロックなど）

●胎児心拍数基線細変動を増加させる因子
1. （急性）低酸素症
2. 胎　動
3. 呼吸様運動

ます（妊娠 14 週では 2 bpm であるが，妊娠 28 週では 6～8 bpm となる）[4]．未熟な胎児であっても，心拍数基線・基線細変動が正常で，一過性頻脈が存在し，一過性徐脈が見られない場合は，正期産児と同様に，胎児の酸素化は正常（reassuring fetal status）と考えられます[5]．

前述したように，心拍数細変動を判定する場合に「心拍数基線細変動の分類」が適応される理由として，Beard らが，「一過性の徐脈がある場合でも，細変動が正常であれば，胎児は reassuring とみなされる」と報告したこと[6]

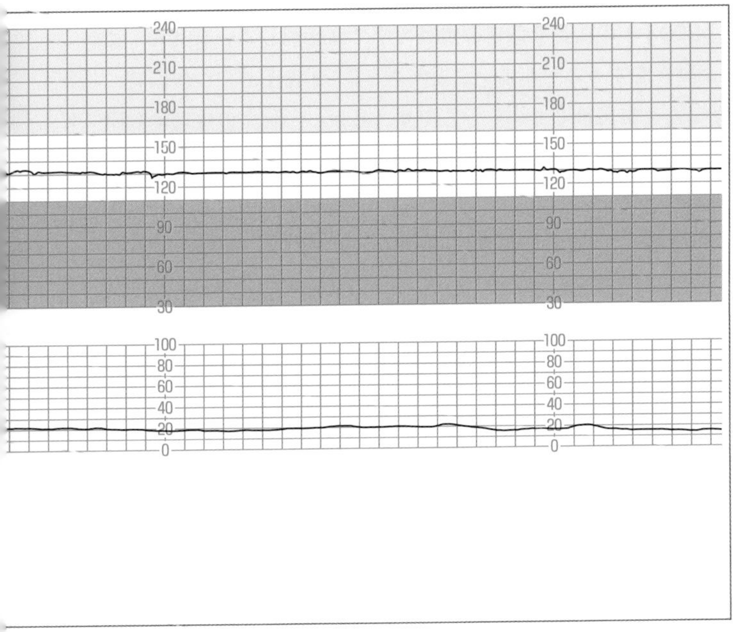

や，Paul らが，遅発一過性徐脈出現中の細変動の存在を正常（6 bpm 以上）と減少（6 bpm 未満）に分けて比較したところ，同じ遅発一過性徐脈の程度であれば，基線細変動減少群では，児頭採血 pH が有意に低かったと報告したこと[7]などに基づいていると考えられます．

胎児心拍数細変動（FHR variability）

■以下の文章を読み，正しいものに○，間違っているものに×を付けよ．

①胎児心拍数モニタリングの記録速度が 1 cm／分であっても 3 cm／分であっても，心拍数基線細変動は同様に評価可能である．

②胎児心拍数基線細変動は 4 段階に分類され，中等度（moderate）を正常とする．

③胎児心拍数基線細変動が正常であれば，胎児にアシドーシスを認めることは少ない．

④胎児心拍数基線細変動は REM 期で減少する．

⑤胎児心拍数基線細変動は妊娠経過とともに減少する．

One point

胎児生理学

基線細変動は，厳密に言えば，short term variability（STV）と long term variability（LTV）に分類できますが，2003 年の委員会報告の定義の中では区別していません．これは，STV と LTV が同様な動きをすることが多いこと，さらに，「臨床上２つを同時に個別に判断することが少ないために区別しない」からです．しかし，胎児の生理学的研究では，STV と LTV は違った生理学的意義をもっていることがわかっているので，ここで区別してお話しします．

STV とは，胎児心拍間隔時間または瞬時胎児心拍数ごとの変化分（beat-to-beat difference）とされていて，細かいギザギザのことで，児頭への直接電極装着による内測法でしか評価されないとされています．通常，心拍数に変換すると平均 2～3 bpm となります（瞬時変化で心拍数が異なる方向に変化した場合，たとえば，142 bpm → 143 bpm → 141 bpm のように増加→減少と変化した場合は STV）．それに対し，LTV は 1 分間に 2～6 回の比較的穏やかな細変動とされ，心拍間隔時間が同じ方向に延長・短縮する場合です（瞬時変化で心拍数が同じ方向に変化した場合，たとえば，142 bpm → 143 bpm → 145 bpm のように増加→増加と変化した場合は LTV）．

発生メカニズムとして，LTV は，主に心拍数を増加させる交感神経刺激と心拍数を減少させる副交感神経刺激との綱引き（push and pull）により調節されているといわれていますが，STV の調節は主に迷走神経刺激により行われ，交感神経と副交感神経のかかわりは同等ではなく，副交感神経のほうが大きいと考えられています．

最後に，non-acidemic な急性低酸素刺激の胎児心拍数モニタリング上での最初の変化は何かご存じでしょうか？　答えは，徐脈と心拍数細変動の増加です．細変動の増加は胎児の良好な状態を表し，ちょっと混乱しそうですが，Ikenoue らは，サルの胎仔において non-acidemic な急性低酸素刺激では，徐脈とともに STV と LTV が増加することを報告しています[8]．

参考文献

1）岡村州博ほか．胎児心拍数図の用語及び定義検討小委員会報告（日本産科婦人科学会周産期委員会報告：委員長；佐藤章）．日本産科婦人科学会雑誌．55, 2003, 1205-16.

2）National Institute of Child Health and Human Development Research Planning Workshop. Electronic fetal heart rate monitoring:Research guidelines for interpretation. Am. J. Obstet. Gynecol. 177, 1997, 1385-90.

3）Parer, JT. et al. Fetal acidemia and electronic fetal heart rate patterns:Is there evidence of an association? J. Matern. Fetal Neonatal Med. 19, 2006, 289-94.

4）Pillai, M. et al. The development of fetal heart rate patterns during normal pregnancy. Obstet. Gynecol. 76, 1990, 812-6.

5）Bowes, WA. et al. Fetal heart rate monitoring in premature infants weighing 1500 grams or less. Am. J. Obstet. Gynecol. 137, 1980, 791-6.

6）Beard, RW. et al. The significance of the changes in the continuous fetal heart rate in the first stage of labour. J. Obstet. Gynaecol. Br. Commonw. 78, 1971, 865-81.

7）Paul, RH. et al. Clinical fetal monitoring. VII. The evaluation and significance of intrapartum baseline FHR variability. Am. J. Obstet. Gynecol. 123, 1975, 206-10.

8）Ikenoue, T. et al. Effect of acute hypoxemia and respiratory acidosis on the fetal heart rate in monkeys. Am. J. Obstet. Gynecol. 141, 1981, 797-806.

Check 答

①× 心拍数基線細変動は肉眼で判断するため，3 cm／分の記録速度を原則とする．1 cm／分とすると，一過性徐脈のパターンや心拍数基線細変動の評価が難しいことがある．(p.72「定義」参照)

②○ (p.72「胎児心拍数基線細変動」参照)

③○ (p.73「胎児心拍数基線細変動と胎児心拍数細変動」参照)

④× 胎児心拍数基線細変動は non-REM 期で減少する．(p.73「胎児心拍数基線細変動と胎児心拍数細変動」参照)

⑤× 妊娠経過とともに増加する．(p.73「胎児心拍数基線細変動と胎児心拍数細変動」参照)

頻　脈

tachycardia

症例❶

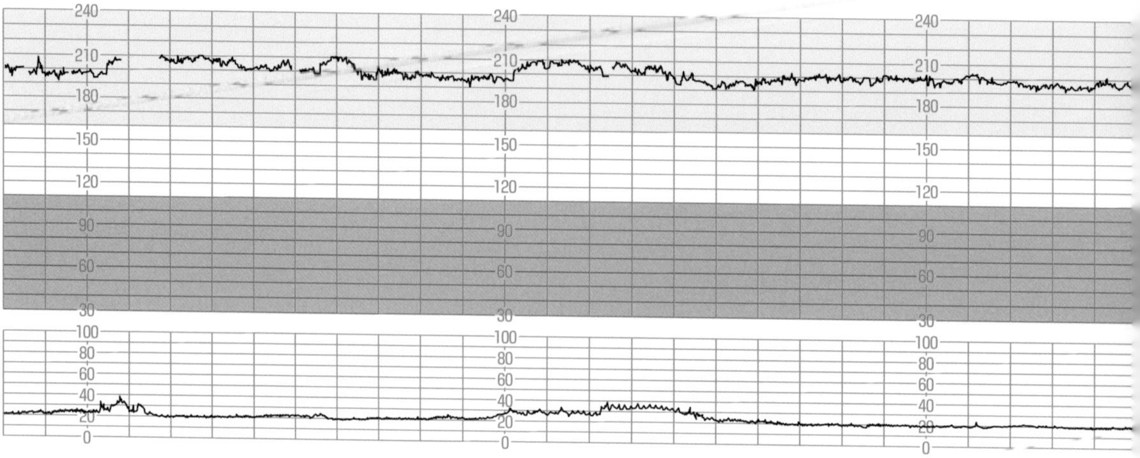

- 23 歳，2 妊 1 産（前回妊娠 37 週で自然分娩）
- 母体甲状腺機能は正常
- 他院にて管理中，妊娠 34 週 0 日，急性腎盂腎炎による 38.6 ℃の母体発熱と子宮収縮を認め，切迫早産の診断にてリトドリン塩酸塩（100 γ）を投与．その後，胎児心拍数が 190〜210 bpm となったため，当科へ紹介
- 羊水インデックス（AFI）＝ 9.2 cm
- 内診所見：頭位，子宮口 3 cm 開大
- 胎児心拍数モニタリングは外測法を施行（3 cm／分）

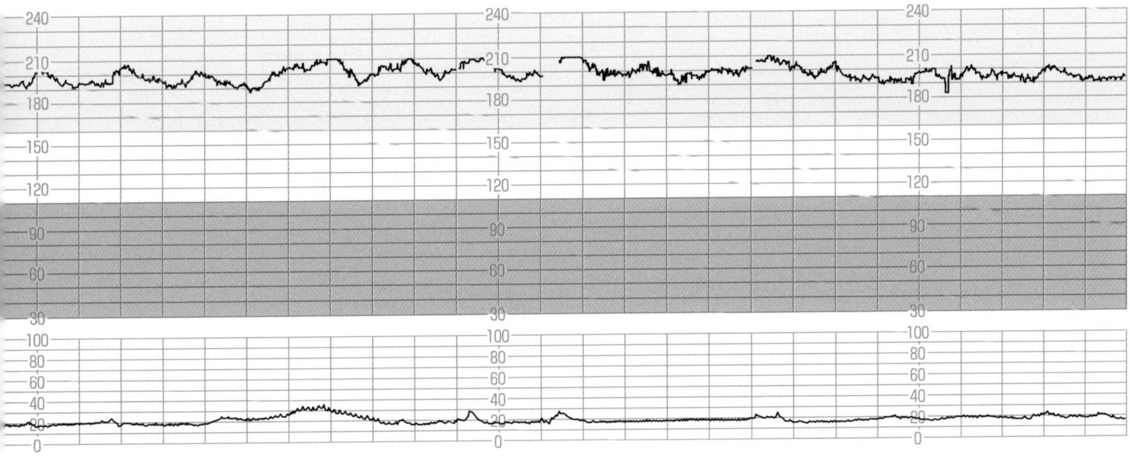

Question
問題

この波形から読みとれる所見は？

胎児心拍数モニタリング所見（3 cm／分で記録）は，①心拍数基線：頻脈（190 bpm），②基線細変動：中等度，③一過性頻脈：認める，④周期性変動（一過性徐脈）：認めない，⑤子宮収縮：弱い収縮を不規則に認める．

Answer
答え

頻脈（洞性頻脈）

心拍数基線は頻脈でしたが，母体発熱によるものと考えられ，中等度の基線細変動と一過性頻脈を認めるため，胎児状態は良好（reassuring fetal status）と判断しました．リトドリン塩酸塩の投与を中止し，抗菌薬の静脈内投与を行い，経過を観察していたところ解熱し，頻脈は改善，妊娠35週4日に自然分娩となりました．2,380 g の女児，Apgar スコア 7 点→ 8 点で出生．臍帯動脈血 pH 7.36．出生後，新生児に心奇形は認めず，正常脈でした．

症例❷

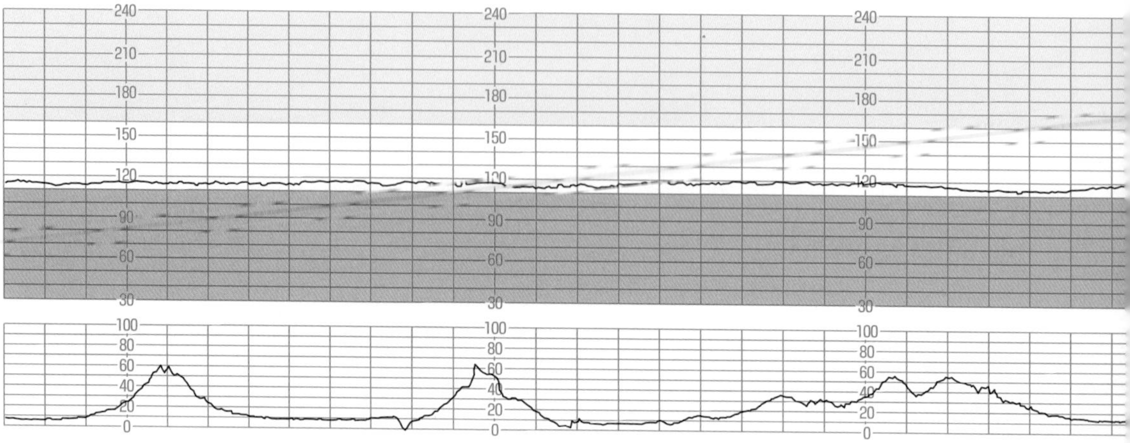

- 32 歳，1 妊 0 産
- 妊娠 34 週 2 日，胎児心拍数が 220～240 bpm であるため，他院より紹介
- 胎児超音波：胎児腹水などの胎児水腫所見は認めない
- 羊水インデックス（AFI）＝ 8.0 cm
- 内診所見：頭位，子宮口閉鎖
- 胎児心拍数モニタリングは外測法を施行（3 cm／分）

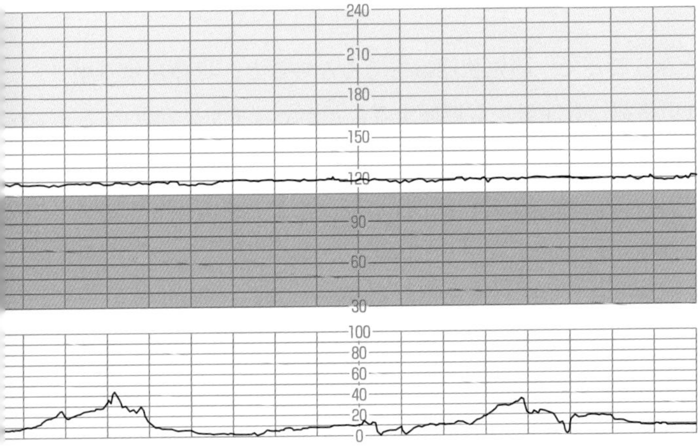

Question
問題

この波形から読みとれる所見は？

胎児心拍数モニタリング所見（3 cm／分で記録）は，①心拍数基線：この胎児心拍数モニタリングでは正常脈（110〜120 bpm）だが，実際のドプラ音では約240 bpm の心拍数だった（自己相関の場合，本症例のようにハーフカウントとなる場合があり，注意が必要），②基線細変動：消失（absent），③一過性頻脈：認めない，④周期性変動（一過性徐脈）：認めない，⑤子宮収縮：約 3 分ごと．

Answer
答え

上室性頻拍（supraventricular tachycardia）

母体ジゴキシン投与により洞調律となり，基線細変動も認められました．妊娠 36 週 1 日に 2,630 g の女児を自然分娩．Apgar スコア 9 点→9 点，臍帯動脈血 pH 7.33 でした．

LECTURE

はじめに

胎児心拍数基線をみることで，胎児状態はもちろんのこと，母体環境（中枢神経に影響を及ぼす薬剤にも注意）も把握することができます．たとえば，切迫早産治療で母体に投与されるβ_2刺激薬（リトドリン塩酸塩）は胎児に移行して頻脈を起こし，母体腎盂腎炎や絨毛膜羊膜炎などの炎症疾患は母体発熱のために胎児頻脈を起こします．

また，珍しいのですが，胎児不整脈の存在にも注意しなければなりません．**症例②**のように，胎児心拍数モニタリングでは正常脈に見えていても，実際のドプラ音では約 240 bpm の心拍数となっていることもあるので（自己相関の場合，ハーフカウントとなる場合があります）注意が必要です．

胎児頻脈を起こす原因について，**表 1** にあげます[1]．

表 1　胎児頻脈の原因[1]

1.	胎児低酸素症	
2.	母体発熱	
3.	副交感神経抑制薬	①硫酸アトロピン ②ヒドロキシジン塩酸塩（アタラックス®）
4.	母体甲状腺機能亢進症	
5.	胎児貧血	
6.	胎児敗血症	
7.	胎児心不全	
8.	絨毛膜羊膜炎	
9.	胎児頻脈性不整脈	
10.	β作動薬	

ここが POINT

胎児頻脈を診断する場合，モニタリングのトレースだけでなく，実際のドプラ音を聴くことも大切です．胎児頻脈中の心拍数細変動に関する研究はほとんどありませんが，胎児状態を評価するうえで有用であると考えられています．

■定義

頻脈（tachycardia）

2003 年の委員会報告[2]では，胎児心拍数基線（FHR baseline）を，①正常（整）脈（normocardia）：110〜160 bpm，②徐脈（bradycardia）：＜ 110 bpm，③頻脈（tachycardia）：＞ 160 bpm と定義しました（p.66「胎児心拍数基線（FHR baseline）」の項参照）．

■臨床的意義

胎児不整脈

表 2 に示すように，胎児不整脈のほとんどは期外収縮であり，それ以外に

表2　**胎児不整脈の頻度（1,384 症例）**（文献4より一部改変）

1.　期外収縮	1,213 例	(87.6%)
2.　上室性頻拍	69 例	(5.0%)
3.　完全房室ブロック	39 例	(2.8%)
4.　心房粗動	21 例	(1.5%)
5.　第Ⅱ度房室ブロック	10 例	(0.7%)
6.　洞性頻脈	8 例	(0.6%)
7.　心室性頻拍	7 例	(0.5%)
8.　心房細動	4 例	(0.3%)
9.　洞性徐脈	2 例	(0.1%)

徐脈性不整脈と頻脈性不整脈に分類されます[3,4]．最近では，心房・心室の運動を同時に記録するＭモード超音波や，下大静脈血流速度波形の流入波と逆流波との関係から診断することが可能となってきました．

頻脈性不整脈

頻脈性不整脈は，主に以下の 3 種類に分けることができます．

1.　洞性頻脈（症例①）

心拍数が 160 bpm を超える場合に診断され，母体発熱や薬物投与（硫酸アトロピン，β作動薬など），絨毛膜羊膜炎，先天性感染，母体甲状腺機能亢進症などで認められます．正常脈の場合と同様に，遅発一過性徐脈や高度変動一過性徐脈を認めなければ，胎児低酸素血症にはなっていないと考えられます．通常は基線細変動を認め，良性であり，次に示す上室性頻拍との鑑別が重要になります．

2.　上室性頻拍（症例②）

心拍数が 220 bpm 以上を示す場合が多く，リエントリーあるいは自動能亢進によって起こるとされています．また，心拍出量低下により非免疫性胎児水腫を示す場合もあり，胎児死亡の原因にもなり得ます．通常，基線細変動は認めません．胎内治療を考慮しなければならない場合，母体にジギタリスなどの薬剤の投与が行われます．

3.　心房粗動・心房細動（症例③）

非常にまれです．心房粗動は心房が 300〜500 bpm の頻度で規則的に興奮する状態で，心房細動は心房が 350〜700 bpm の頻度で無秩序に興奮する状態のことをいいます．いずれも重篤な不整脈で，非免疫性胎児水腫の原因にもなり得ます．また，約 20%に重度の心奇形を合併すると報告されています[5]．いずれの場合も，胎児心拍数モニタリングでは診断することはできません．

症例❸

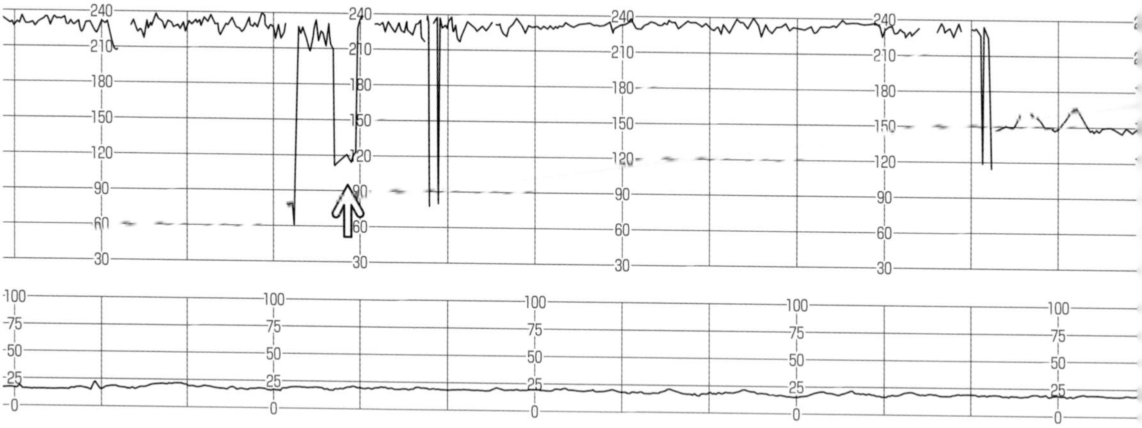

26 歳 2 妊 0 産
妊娠 33 週 6 日　外来受診時に胎児頻脈を認め，胎児心拍数モニタリング施行
胎児推定体重：2,100 g 台（−0.2SD）
羊水インデックス＝14.2 cm
胎児超音波にて心構造には異常を認めず
M-mode：心房拍動 480〜490 bpm，心室拍動 240 bpm にて心房粗動（2：1 伝導）と診断
心拍数基線 230 bpm のハーフカウントと思われる部分 115 bpm（⇧）
その後，145 bpm で reassuring pattern を示している．

One point

胎児生理学

胎児頻脈では，基線細変動が減少あるいは消失することが知られています．基線細変動の発生メカニズムとして，心拍数を増加させる交感神経刺激と心拍数を減少させる副交感神経刺激との綱引き（push and pull）により調節され，発生しているといわれていますが，何らかの交感神経系を刺激する原因や薬物投与により交感神経系が優位になったり，副交感神経を抑制する薬物などが投与されて交感神経系が優位になれば，この調節が破綻することから，基線細変動が減少することが理解できます．また，胎児頻脈では，胎児心拍間隔時間が短縮することから，基線細変動が減少すると説明されています[2)]．

胎児頻脈を起こすと心拍出量が減少し，非免疫性胎児水腫となることがあります．心拍出量を規定する因子としては，①前負荷（心室壁の受動的伸展），②後負荷（血管抵抗など），③心筋収縮性，④心筋収縮の協同性（心室瘤など），⑤心拍数，が挙げられています．通常は，心拍数が増加すると総心拍出量は増加しますが，極端な頻脈では拡張期時間が短縮して拡張早期の心室への血液の充満が不十分となる（心室の前負荷が減少する）ため 1 回拍出量が減少し，総心拍出量は減少します．また，冠動脈への血流は主に拡張期に供給されるため，拡張期が短縮すると心筋への酸素供給が不十分となり，心筋障害を起こして心不全となり，胎児水腫になると考えられています．

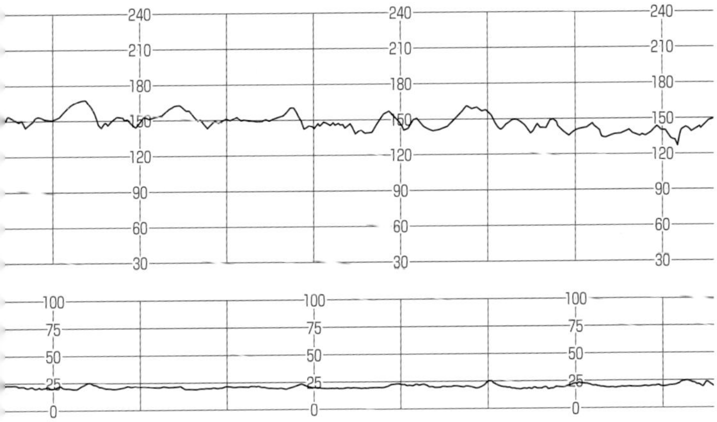

Check 頻脈（tachycardia）

■以下の文章を読み，正しいものに○，間違っているものに×を付けよ．

①胎児心拍数基線が 170 bpm を超える場合，頻脈と呼ぶ．

②胎児期に見つかる不整脈は，期外収縮が多い．

③胎児の上室性頻拍では，非免疫性胎児水腫となることがある．

④ 200 bpm を超える胎児の上室性頻拍では，胎児心拍数モニタリング上，正常脈を示すことがある．

⑤胎児頻脈を起こすと，基線細変動は増加する．

参考文献

1）Freeman, RK. et al. “Basic pattern recognition”. Fetal heart rate monitoring. 4th ed. Lippincott Williams & Wilkins, 2012, 85-111.
2）岡村州博ほか．胎児心拍数図の用語及び定義検討小委員会報告（日本産科婦人科学会周産期委員会報告：委員長；佐藤章）．日本産科婦人科学会雑誌．55, 2003, 1205-16.
3）Freeman, RK. et al. “Instrumention and artifact including fetal arrhythmia”． 前掲書 1）． 41-75.
4）Kleinman, CS. et al. “Fetal cardiac arrhythmias”. Creasy, R. et al. ed. Maternal-fetal medicine. 5th ed. Saunders, 2004, 465-82.
5）Shenker, L. Fetal cardiac arrhythmias. Obstet. Gynecol. Surv.34, 1979, 561-72.

Check 答

①×　160 bmp を超える場合を頻脈と定義している．（p.84「頻脈」参照）

②○　（p.85 表 2 参照）

③○　（p.85「2．上室性頻拍」および「One point 胎児生理学」参照）

④○　（p.82 症例 2 参照）

⑤×　基線細変動は減少，あるいは消失することが多い．（p.86「One point 胎児生理学」参照）

徐 脈

bradycardia

症例❶

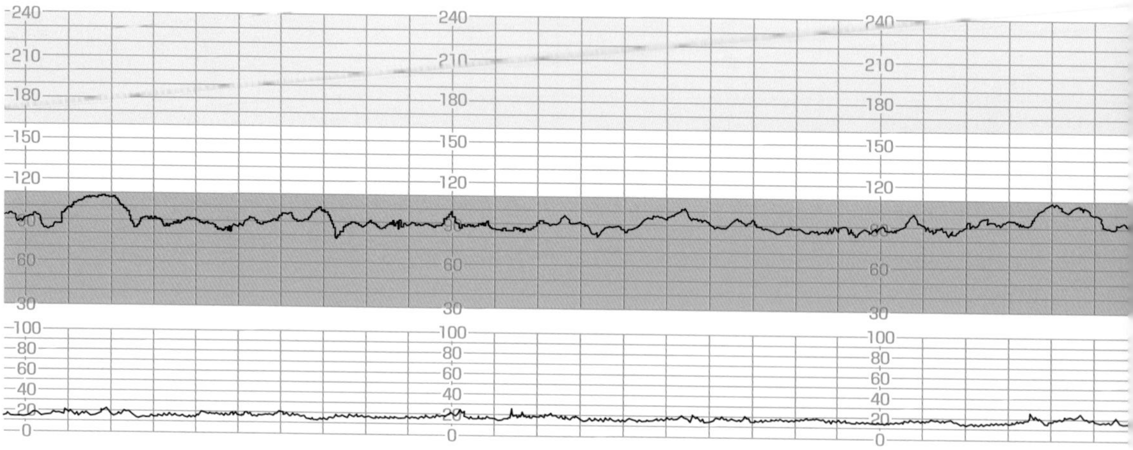

- 20 歳，2 妊 1 産（前回妊娠 39 週で帝王切開，児体重 2,330 g）
- 16 歳時より洞性徐脈にて循環器内科において経過観察中
- 妊娠 36 週 2 日，胎児徐脈を認めるため，他院より紹介
- 胎児心エコー：胎児推定体重は 2,220 g，心奇形は認めない
- 羊水インデックス（AFI）＝ 13.2 cm
- 内診所見：頭位，子宮口閉鎖
- 胎児心拍数モニタリングは外測法を施行（3 cm／分）

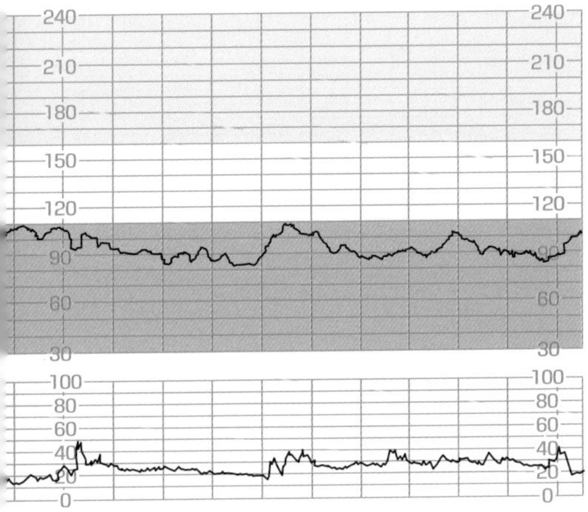

Question
問題

この波形から読みとれる所見は？

胎児心拍数モニタリング所見（3 cm／分で記録）は，①心拍数基線：徐脈（85〜90 bpm），②基線細変動：中等度，③一過性頻脈：認める，④周期性変動（一過性徐脈）：認めない，⑤子宮収縮：外測法にて測定，ほとんど認めない．

Answer
答え

洞性徐脈

心拍数基線としては 85〜90 bpm の徐脈を認めますが，中等度の基線細変動と一過性頻脈を認めるため，胎児状態は良好（reassuring fetal status）と判断しました．

妊娠 38 週 5 日に既往帝王切開の適応にて予定帝王切開分娩となりました．2,518 g の男児，Apgar スコア 9 点→9 点で出生．臍帯動脈血 pH 7.34，pO_2 17.8 mmHg，pCO_2 49.5 mmHg でした．出生後，新生児に心奇形は認めず，新生児の心拍数も 100 bpm 前後で推移しました．

症例❷

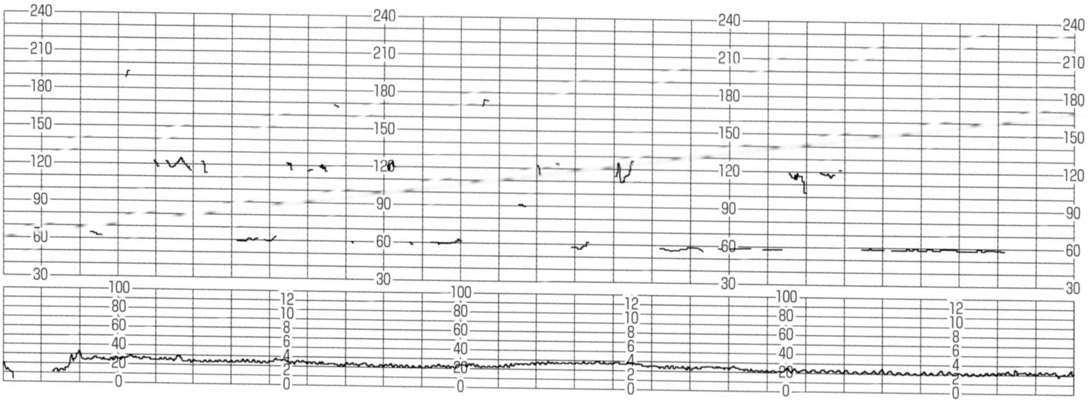

- 32 歳，1 妊 0 産
- 妊娠 35 週 2 日，胎児心エコーにて四腔断面が同定できず，さらに胎児不整脈を認めるため，他院より紹介
- 胎児超音波：胎児推定体重は 2,644 g，胎児腹水などの胎児水腫所見は認めない
- 羊水インデックス（AFI）＝ 18.4 cm
- 内診所見：頭位，子宮口閉鎖
- 胎児心拍数モニタリングは外測法を施行（3 cm／分）

Question

問題

この波形から読みとれる所見は？

胎児心拍数モニタリング所見（3 cm／分で記録）は，①心拍数基線：正確に読みとることができないが，後半の部分に 60 bpm の徐脈を認める，②基線細変動：後半の基線 60 bpm 程度の部分には認めない．

A nswer
答え

房室ブロック（本症例は，Ⅱ度の房室ブロックと診断）

この胎児心拍数モニタリングだけでは，房室ブロックのタイプは同定することはできません．

妊娠38週4日に帝王切開術にて3,066 gの女児を，Apgarスコア6点→6点で出生．臍帯動脈血pH 7.33でした．児は心内膜床欠損症と診断されました．

LECTURE

ここが POINT

胎児心拍数モニタリングを装着した時点で徐脈を認めた場合，あせらずに，まず母体の体位変換を行い，母体の心拍ではないことを超音波などを用いて確認して，モニタリングを継続します．徐脈性不整脈を認めることは非常に珍しいため，変動一過性徐脈や遷延一過性徐脈であることがほとんどです．この場合，心拍数細変動の存在を確認し，その後に一過性頻脈の存在を確認することが大切です．

はじめに

胎児徐脈は，胎児心拍数一過性変動の中で分類されている一過性徐脈でない場合は，そのほとんどが胎児不整脈のためと考えられます．**表1**に原因とされているもの[1]を示しますが，胎児不整脈以外は非常にまれです．

心拍数基線が80～110 bpm以内にあっても，心奇形や胎児水腫を認めず，基線細変動が正常であれば，胎児状態は良好（reassuring fetal status）と考えられます[1]．また，胎児心拍数モニタリングを装着した時点で徐脈を認めた場合，遷延一過性徐脈との鑑別が難しい場合があります．遷延一過性徐脈の場合，70 bpm以下の徐脈になるまで心拍数は大きく上下します．実際の心拍数基線が70 bpm未満で一定であり，さらに基線細変動が消失している場合は，房室ブロックが考えられます．

■定義

徐脈（bradycardia）

2003年の委員会報告[2]では，胎児心拍数基線（FHR baseline）を，①正常(整)脈(normocardia)：110～160 bpm，②徐脈(bradycardia)：＜110 bpm，

表1　胎児徐脈の原因[1]

1. 胎児不整脈（房室ブロックなど）
2. 母体低体温
3. 持続する母体低血糖
4. βブロッカーの使用
5. 胎児脳幹損傷（脳下垂体機能低下症）

表 2　胎児不整脈の診断時期と心奇形（文献 3 より改変）

	上室性期外収縮 (n = 200)	上室性頻拍 (n = 35)	房室ブロック (n = 36)	洞性徐脈 (n = 14)	心室性期外収縮 (n = 7)
診断週数（週）	32.1（19～41）	31.6（23～38）	26.5（15～38）	27.9（20～40）	34.4（27～39）
胎児心不全	3　(1.5%)	17　(49%)	10　(28%)	2　(14%)	1　(14%)
心奇形	17　(9　%)	1　(3%)	6　(17%)	6　(43%)	4　(57%)
胎児死亡	0	1　(3%)	3　(8%)	2　(14%)	1　(14%)

③頻脈（tachycardia）：＞160 bpm と定義しました．

■臨床的意義

徐脈性不整脈

徐脈性不整脈である房室ブロックや洞性徐脈では，心奇形の存在に注意しなければなりません（**表 2**）[3)]．これに対して，胎児不整脈のうち最も頻度が高い上室性期外収縮では胎児心不全や心奇形は認めることは少ないのですが，上室性頻拍では胎児心不全を示すことが多く，非免疫性胎児水腫への移行に注意しなければなりません[3)]．

徐脈性不整脈の場合，胎児心拍数モニタリングのみで徐脈のタイプを診断することは難しく，心房・心室の運動を同時に記録する M モード超音波や，下大静脈血流速度波形の流入波と逆流波との関係から診断する必要があります．

1. 洞性徐脈（症例①）

心拍数基線が 110 bpm 未満で，M モード超音波にて心房と心室の収縮比が 1：1 である場合に，洞性徐脈と診断されます．

2. 不完全房室ブロック（症例②）

房室間伝導障害のために，心房収縮に続く心室収縮が脱落し，心室心拍数が徐脈を呈します．房室伝導が正常のときは，一過性頻脈や基線細変動を認めますが，房室伝導が 2：1 となると心室心拍数は半減し，徐脈となります．

3. 完全房室ブロック

心房と心室が完全に独立して収縮し，心室調律が徐脈を呈するものをいいます．M モード超音波にて，心房と心室はそれぞれ規則的に収縮しますが，相互関連を認めないことにより診断されます．心室の固有心拍数が 55～60 bpm 程度であるため，徐脈を示します．また，母体に全身性エリテマトーデス（SLE）をはじめとした膠原病が認められる場合があるため，自己抗体を調べる必要があります．母体の抗 SS-A 抗体が経胎盤的に胎児に移行して，胎児心臓の刺激伝導系である房室結節に沈着し，変性・線維化することにより，房室ブロックが出現します．通常は不可逆的で，新生児期にペースメーカーが必要となります．

One point

胎児生理学

頻脈性不整脈で非免疫性胎児水腫になることは前述しましたが，心室の心拍数が55 bpm未満になる徐脈でも非免疫性胎児水腫となることが知られていて，予後不良です．心拍数が減少すると1回拍出量が増加して心室圧の上昇をもたらし，房室弁閉鎖不全をきたし，うっ血性心不全から胎児水腫を発症すると考えられています．

完全房室ブロックをはじめとした，基線細変動が消失しているような胎児不整脈を認め，胎児心拍数モニタリングが胎児well-being評価に使用できない場合の胎児評価は，どうすればよいのでしょうか．この細変動の消失は，胎児低酸素症やアシドーシスを示しているわけではありませんし，持続した徐脈では子宮収縮に伴った一過性徐脈を評価することもできません．

一つの方法として，分娩中であれば児頭採血で胎児血pHを測ります．しかし，児頭採血を行うためにはある程度の子宮口の開大が必要であり，また，30分ごとの検査（pH＜7.20であれば15分後に再検査）が必要とされています．もう一つの方法は，胎児パルスオキシメトリーを使用することです．わが国では普及していませんが，胎児不整脈を認めても分娩中の胎児評価に有用であったことが報告されています[4)]．

分娩前の胎児well-being評価には，biophysical profileを使用します．胎児呼吸様運動の存在は一過性頻脈の存在と同様の意味をもつとされ[5)]，呼吸様運動を認めれば，胎児状態は良好（reassuring fetal status）と判断します．さらに，振動音響刺激（VAS）によって胎動が認められても，reassuring fetal statusと判断します．このように，胎児心拍数モニタリングが使用不可能な症例では，超音波を用いたbiophysical profileが威力を発揮します．

Check

徐脈（bradycardia）

■以下の文章を読み，正しいものに○，間違っているものに×を付けよ．

①胎児心拍数基線が120 bpm未満の場合，徐脈と呼ぶ．
②胎児上室性期外収縮では心奇形を認めることが多い．
③胎児洞性徐脈では心奇形の存在に注意が必要である．
④母体の抗SS-A抗体が，胎児に完全房室ブロックを起こすことがある．
⑤胎児の頻脈性不整脈では非免疫性胎児水腫となることがあるが，徐脈性不整脈では非免疫性胎児水腫となることはない．

参考文献

1）Freeman, RK. et al. “Basic pattern recognition”. Fetal heart rate monitoring. 4th ed. Lippincott Williams & Wilkins, 2012, 85-111.
2）岡村州博ほか．胎児心拍数図の用語及び定義検討小委員会報告（日本産科婦人科学会周産期委員会報告：委員長；佐藤章）．日本産科婦人科学会雑誌．55, 2003, 1205-16.
3）Boldt, T. et al. Long-term outcome in fetuses with cardiac arrhythmias. Obstet. Gynecol. 102, 2003, 1372-9.
4）Dildy, GA. et al. Intrapartum fetal pulse oxymetry in the presence of fetal cardiac arrhythimia. Am. J. Obstet. Gynecol. 169, 1993, 1609-11.
5）Vintzileos, AM. et al. The fetal biophysical profile and its predictive value. Obstet. Gynecol. 62, 1983, 271-8.

Check 答

①×　110 bpm 未満である．（p.91「定義」参照）
②×　多いとは言えない．（p.92 表 2 参照）
③○　（p.92 表 2 参照）
④○　（p.92「徐脈性不整脈」参照）
⑤×　胎児心拍数が 55 bpm 未満となる徐脈では，非免疫性胎児水腫となることがある．（p.93「One point 胎児生理学」参照）

第3章

胎児心拍数一過性変動

一過性頻脈

acceleration

症例❶

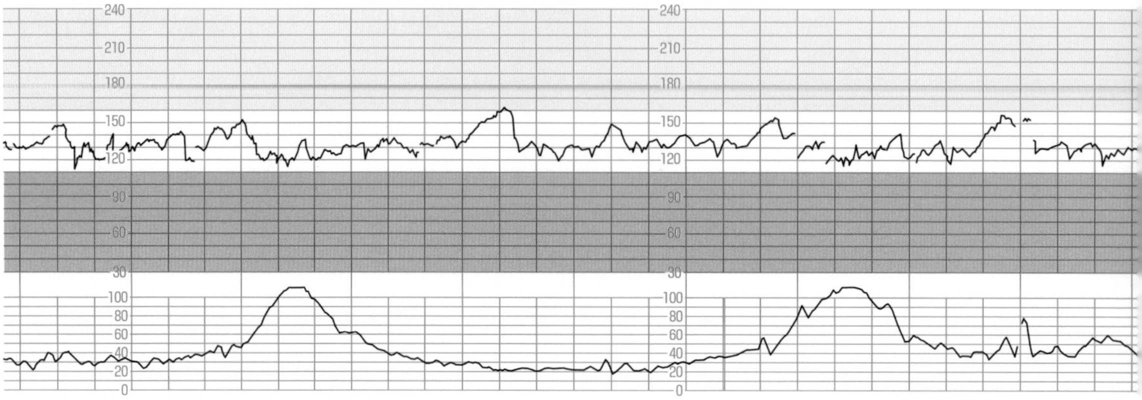

- 32歳，2妊1産（前回妊娠39週で自然分娩）
- 妊娠39週6日，自然陣痛発来にて入院
- 胎児推定体重：3,250 g
- 羊水インデックス（AFI）＝8.2 cm
- 内診所見：頭位，子宮口4 cm開大，展退50％
- 胎児心拍数モニタリングは外測法を施行（3 cm／分）

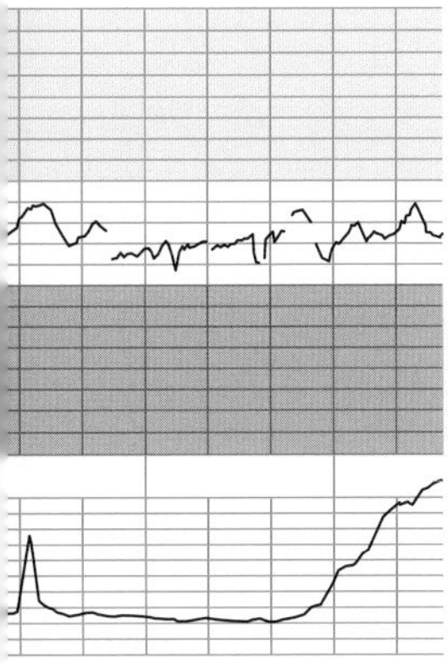

Question
問題

この波形から読みとれる胎児状態は？

胎児心拍数モニタリング所見（3 cm／分で記録）は，①心拍数基線：正常（整）脈（125 bpm），②基線細変動：中等度，③一過性頻脈：観察約 14 分間中，15 bpm・15 秒を超える一過性頻脈が 4 回程度認められる，④一過性徐脈：認められない，⑤子宮収縮：およそ 5 分周期で認められる．

Answer
答え

胎児状態は良好（reassuring fetal status）

NICHD 委員会[1]や日本産科婦人科学会周産期委員会「胎児心拍数図の用語及び定義検討小委員会」（以下，委員会報告）[2]が定義しているように，①正常基線，②基線細変動正常，③一過性頻脈の存在，④一過性徐脈がない，のすべてが合致し，胎児状態は良好（reassuring fetal status）で正常であると診断します．約 5 時間後に，3,330 g の男児を自然分娩にて，Apgar スコア 9 点→ 9 点で出生．臍帯動脈血 pH 7.32 でした．

症例❷

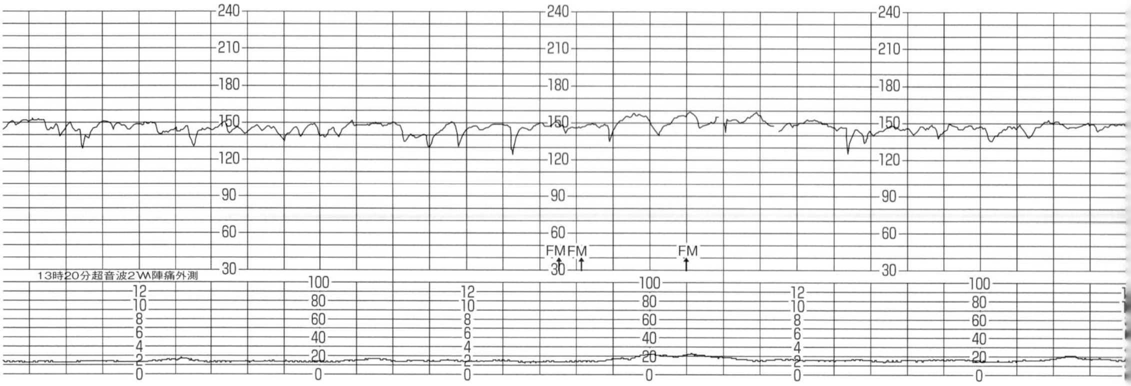

- 31歳，1妊0産
- 妊娠27週5日，軽度の子宮収縮の自覚を主訴に外来受診
- 胎児推定体重：1,060 g，胎児にとくに異常を認めない
- 羊水インデックス（AFI）＝14.2 cm
- 内診所見：頭位，子宮口閉鎖，性器出血は認めない
  子宮頸管長：43 mm
- 胎児心拍数モニタリングは外測法を施行（3 cm／分）

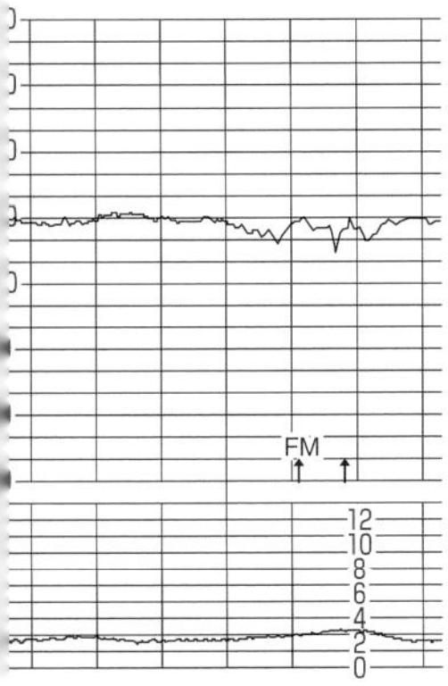

Question

問題

この波形から読みとれる胎児状態は？

胎児心拍数モニタリング所見（3 cm／分で記録）は，①心拍数基線：正常（整）脈（140〜145 bpm），②基線細変動：中等度，③一過性頻脈：15 bpm・15 秒を超える一過性頻脈は認められないが，妊娠週数を考慮した 10 bpm・10 秒を超える一過性頻脈は認める，④一過性徐脈：一部に未熟性のためと思われる短時間の一過性徐脈を認めるが，周期性変動（periodic pattern）ではない，⑤子宮収縮：胎動（FM ↑）に伴い軽度出現.

Answer

答え

胎児状態は良好（reassuring fetal status）

症例①では，大きな一過性頻脈が認められますが，**症例**②では，心拍数増加が 15 bpm 以上，持続が 15 秒以上に合致する一過性頻脈は認められません．NICHD 委員会[1)]や委員会報告[2)]では「妊娠 32 週未満では心拍数増加が 10 bpm 以上，持続が 10 秒以上のものとする」と定義していますので，妊娠週数を考慮に入れると，モニタリング中央部分に認められる一過性の心拍数の増加は，一過性頻脈と取ってよさそうです．①正常基線，②基線細変動正常，③一過性頻脈の存在が合致しますが，一部分に短時間の一過性徐脈の出現を認めます．これは胎児の未熟性によるものと考えられるため，胎児状態は良好（reassuring fetal status）で正常であると診断します．本症例は，その後，正常児を満期自然分娩しました.

症例❸

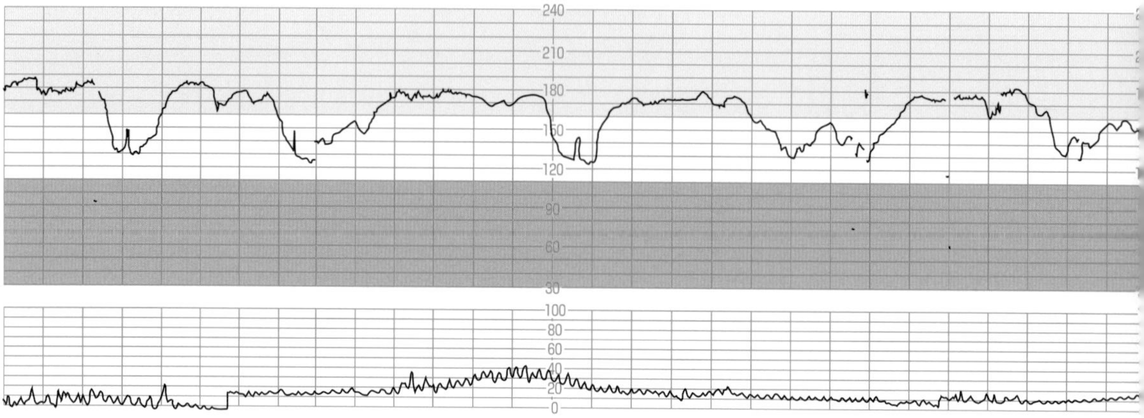

- 35 歳，2 妊 1 産（前回妊娠 41 週で自然分娩）
- 妊娠 41 週 5 日，予定日超過の妊婦健診受診
- 母体体温 36.8 ℃，薬剤投与なし
- 胎児推定体重：3,550 g
- 羊水インデックス（AFI）＝ 4.5 cm
- 内診所見：頭位，子宮口 3 cm 開大，展退 30％
- 胎児心拍数モニタリングは外測法を施行（3 cm／分）

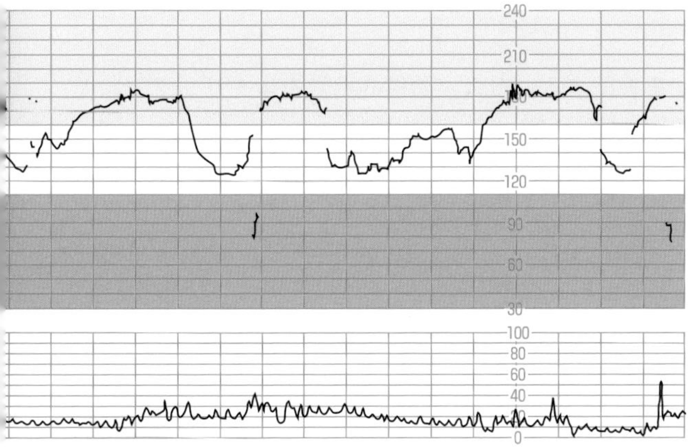

Question
問題

この波形は一過性徐脈か？

胎児心拍数モニタリング所見（3 cm／分で記録）は，①心拍数基線：周期性変動を認めるため判読が難しい，②基線細変動：中等度，③一過性頻脈：このモニタリングだけでは心拍数基線はわからないが，125 bpm とすると，60 秒を超え（2 分は超えていない）40 bpm を超える大きな一過性頻脈を多数認める，④一過性徐脈：心拍数基線を 175～180 bpm とすると，変動一過性徐脈とも取れる徐脈を認めることになる，⑤子宮収縮：不規則．

Answer
答え

胎児状態は良好（reassuring fetal status）

症例①や**症例**②に比べ，大きく幅の広い一過性頻脈を認めます．この場合，変動一過性徐脈との鑑別が難しいことがあります．本症例の場合，分娩予定日をかなり超えていること，胎児に異常を認めないことから，心拍数基線を 175～180 bpm とするには無理があり，一過性徐脈が頻発しているととるよりは，心拍数基線を 125 bpm として大きな一過性頻脈を認めるとしたほうがよいようです．しかし，その後もモニタリングを続けることが重要であり，実際その後のモニタリングでは心拍数基線を 125 bpm と判読できました．

そのままオキシトシンにて分娩誘発を行い（疑わしきは，CST を兼ねて分娩誘発），約 8 時間後に 3,670 g の男児を自然分娩にて Apgar スコア 9 点→ 10 点で出生．臍帯動脈血 pH 7.30 でした．

LECTURE

はじめに

「一過性頻脈」の存在を確認することは，胎児心拍数モニタリングで胎児が良好な状態である（reassuring fetal status）と判断するうえでの基本です．また，一過性頻脈の存在を証明することが，NST（non-stress test）の最終的な目的です．

■定義

一過性頻脈（acceleration）

一過性頻脈とは，「心拍数が開始からピークまでが 30 秒未満の急速な増加で開始から頂点までが 15 bpm 以上，元に戻るまでの持続が 15 秒以上 2 分未満のもの」と定義されています[1, 2)]．妊娠週数が早い胎児では，大きな「一過性頻脈」が認められないことがあります．そのため，妊娠 32 週未満では心拍数増加が 10 bpm 以上，持続が 10 秒以上のものと定義されています[1, 2)]．さらに，頻脈の持続が 2 分以上，10 分未満であるものは遷延一過性頻脈（prolonged acceleration）と定義され，「10 分以上持続するものは，基線が変化したものとみなす」とされています．

ここが POINT

2003 年の委員会報告では，一過性頻脈の定義に新たに「妊娠週数を考慮に入れる」としています．臨床的には，未熟な胎児ほど一過性頻脈が小さいことはわかっていました．「妊娠 32 週未満では心拍数増加が 10 bpm 以上，持続が 10 秒以上のものを一過性頻脈とする」と定義しています．

■臨床的意義

一過性頻脈とアシドーシス

一過性頻脈の存在は，正常な心拍数基線および正常な基線細変動と同様に，良好な胎児状態を保証する（reassuring fetal status）とされています[1, 2)]．一過性頻脈の存在は，胎児がアシドーシスになっていないことを示していると考えられており，その信頼度は高いとされています．胎児心拍数モニタリング異常を認めた 100 例の胎児と児頭採血の関係をみた報告[3)]によれば，内診刺激により一過性頻脈が見られれば胎児 pH ＞ 7.19 であり，アリス鉗子を用いた児頭刺激（pinch test）により一過性頻脈がみられた場合は，胎児 pH ＞ 7.23 と述べられています．ただし，これらの刺激によっても一過性頻脈が見られない場合が 50％あり，そのうちの 60％は一過性頻脈が見られなくとも pH ＞ 7.20 であったということです．つまり，一過性頻脈が見られないからといって，胎児状態が悪い（アシドーシスになっている）とは限らないということです．同様の報告は，胎児振動音響刺激（VAS）による一過性頻脈出現の報告でも散見されます．

一過性頻脈と関連するイベントがいくつかあげられています[2)]．このうち，胎動は，一般的に一過性頻脈に伴うものとされていますが，NICHDガイドラインでは，とくには明記されていません．また，子宮収縮に伴う一過性頻脈（帽子型と呼ばれる：**症例④**）が認められることがあります．この一過性頻脈を起こす機序には2つあると考えられています．1つは子宮収縮に伴って胎児の軀幹が圧迫刺激され，筋運動受容器が刺激されることによる交感神経活動亢進によって生じるものです．もう1つは，臍帯の部分的な圧迫によるもので，子宮収縮に伴って軽い臍帯圧迫によって臍帯静脈のみが圧迫され，静脈還流量が減少すると胎児血圧が低下し，圧受容体が刺激され頻脈が起こるという機序です．どちらの機序であっても，子宮収縮に伴った一過性頻脈は子宮収縮の消失とともに基線へ戻ります．

症例❹

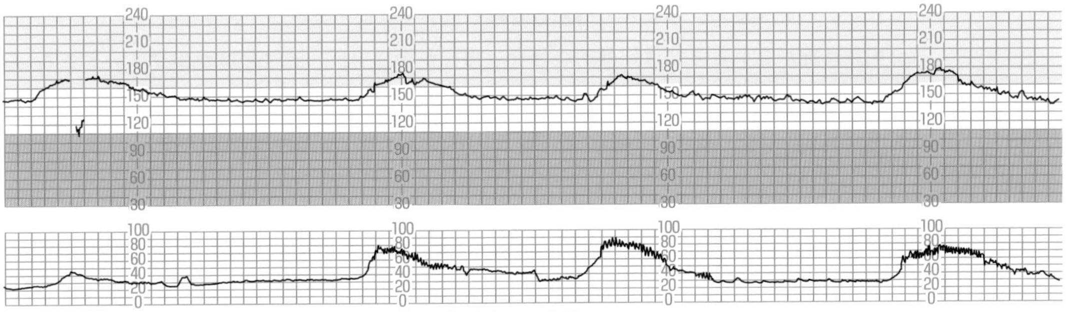

40歳台　2妊0産　妊娠37週2日　前期破水にて入院
胎児推定体重約3,000 g　羊水インデックス（AFI）=7.0 cm
内診所見：頭位　子宮口5 cm開大 展退80% 児頭位置 ±0
胎児心拍数モニタリングは外測法を施行（3 cm/分）

ここが POINT

①一過性頻脈の存在を証明することが，NSTの最終目的
②子宮収縮は胎児への低酸素ストレス

一過性頻脈とNST

一過性頻脈の存在を証明することが，NSTの最終的な目的です．nonstress testの“stress”とは子宮収縮のことで，子宮収縮は胎児に対する低酸素ストレスとなります．一過性頻脈が存在するNSTであればreactiveと呼び，存在しないときはnon-reactiveと呼びます．一過性頻脈の存在を表現するときにはreactivityという言葉も用いられます．通常20分間の観察期間中に2回以上の一過性頻脈を認めた場合，reactiveとします．

ハイリスクのみの症例をNSTで管理した場合，分娩前の胎児死亡率は3.2／1,000分娩と報告されています[4)]．また，Boehmらの報告[5)]では，週1回

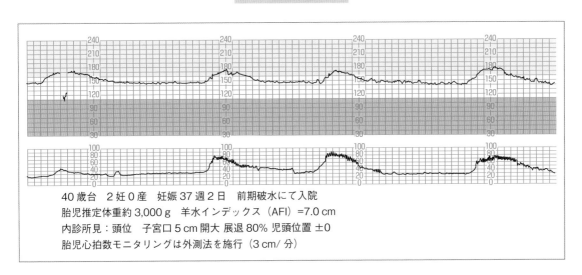

のNSTでは胎児死亡率は6.1／1,000分娩ですが，週2回に増やすことで1.9／1,000分娩まで減らすことができ，NSTの間隔を4日以上あけないことが重要だといわれています．これらはCST（contraction stress test）の胎児死亡率0.4／1,000分娩に比べて高いため，最近では，NSTに羊水量（amniotic fluid index：AFI）を組み合わせたmodified BPP（biophysical profile）で周産期管理を行うのがスタンダードとなっています．

●ne point

胎児生理学

一過性頻脈の大きさは，妊娠週数に非常に関係しています．**症例③**のように，分娩予定日を過ぎた胎児では，とても大きく幅の広い一過性頻脈を認めることもあります．**図1**は妊娠週数別に，時間当たりの心拍数基線の平均と，時間当たりに出現した一過性頻脈の振幅平均をみたものです．妊娠週数が進むにつれて心拍数基線は低下（副交感神経緊張が増加）し，一過性頻脈の振幅が増加（交感神経が成熟）していくのがわかります．さらに興味深いことに，この一過性頻脈の振幅は心拍数基線に影響されていることが知られています（**図2**）．つまり，心拍数基線が低いときほど大きな一過性頻脈が出やすく，心拍数基線が高いときには比較的小さな（振幅が小さい）一過性頻脈が出やすいとされています．実際の臨床の場では，予定日を過ぎて心拍数基線が110 bpm程度の胎児心拍数モニタリングに，大きな一過性頻脈をよく見かけます（p.100 **症例③** 参照）．

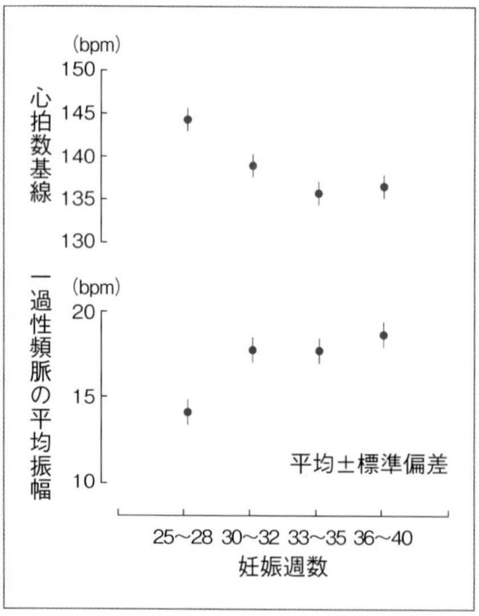

図1　妊娠週数別ヒト胎児心拍数基線と一過性頻脈の平均振幅[6]

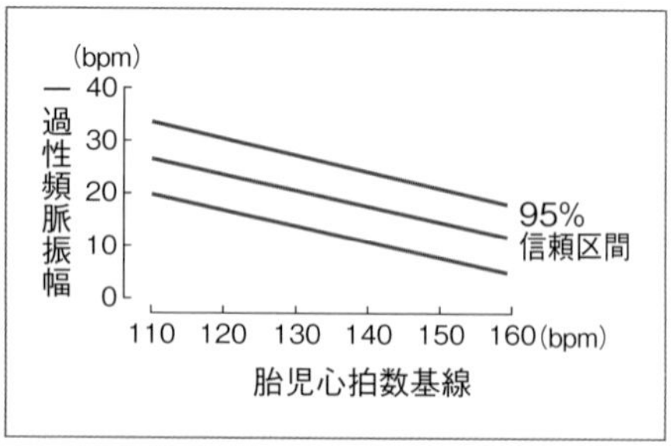

図2　胎児心拍数基線と一過性頻脈の振幅との関係（妊娠30〜40週）[6]

Check

一過性頻脈（acceleration）

■以下の文章を読み，正しいものに○，間違っているものに×を付けよ．

①Non stress test (NST) の目的は，一過性頻脈の出現を確認することである．

②一過性頻脈の存在は，正常な心拍数基線および中等度基線細変動と同様に，良好な胎児状態を保証する（reassuring fetal status）．

③一過性頻脈の評価基準は，妊娠週数に関係なく，いつも同じ基準で評価することを原則とする．

④一過性頻脈の存在は胎児アシドーシスの存在を否定し，その信頼度は極めて高い．

⑤20分間施行したNSTでnon-reactiveの場合，胎児状態が不良である可能性が極めて高い．

参考文献

1）National Institute of Child Health and Human Development Research Planning Workshop. Electronic fetal heart rate monitoring：Research guidelines for interpretation. Am. J. Obstet. Gynecol. 177, 1997, 1385-90.

2）岡村州博ほか．胎児心拍数図の用語及び定義検討小委員会報告（日本産科婦人科学会周産期委員会報告：委員長；佐藤章）．日本産科婦人科学会雑誌．55, 2003, 1205-16.

3）Clark, SL. et al. The scalp stimulation test：A clinical alternative to fetal scalp blood sampling. Am. J. Obstet. Gynecol. 148, 1984, 274-7.

4）Freeman, RK. et al. A prospective multi-institutional study of antepartum fetal heart rate monitoring. Ⅱ. Contraction stress test versus nonstress test for primary surveillance. Am. J. Obstet. Gynecol. 143, 1982, 778-81.

5）Boehm, FH. et al. Improved outcome of twice weekly nonstress testing. Obstet. Gynecol. 67, 1986, 566-8.

6）Gagnon, R. et al. Patterns of human fetal heart rate accelerations from 26 weeks to term. Am. J. Obstet. Gynecol. 157, 1987, 743-8.

Check 答

①○　(p.102「はじめに」参照)

②○　(p.102「一過性頻脈とアシドーシス」参照)

③×　妊娠32週未満は心拍数の増加が10 bpm以上，持続が10秒以上のものと定義されている．(p.102「一過性頻脈とアシドーシス」参照)

④○　(p.102「一過性頻脈とアシドーシス」参照)

⑤×　一過性頻脈を認めないnon-reactive NSTであっても，胎児状態が悪いとは限らない．胎児睡眠サイクルの違いなどで，誤ってnon-reactiveと判断している可能性の方が高い（偽陽性率が高い）．(p.21「胎児機能不全の診断」およびp.102「一過性頻脈とアシドーシス」参照)

早発一過性徐脈

early deceleration

症例❶

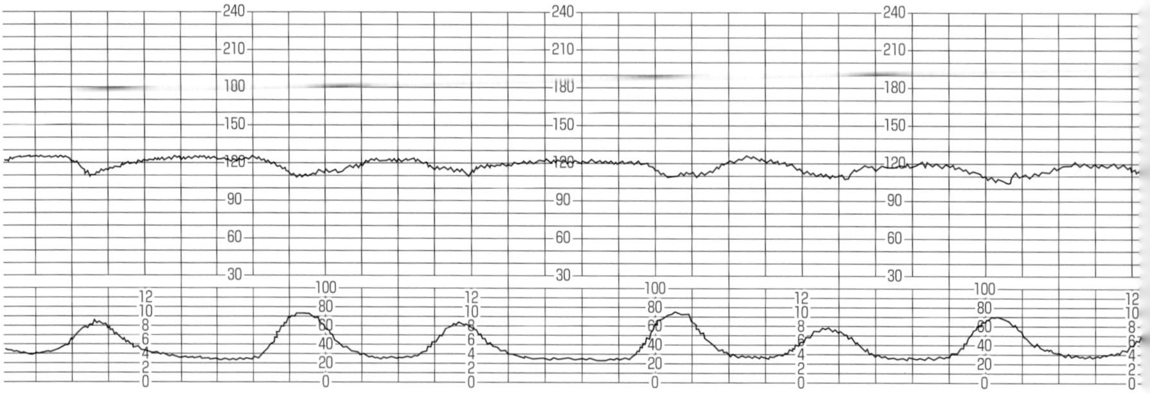

- 28 歳，1 妊 0 産
- 妊娠 39 週 0 日，前期破水の診断により入院．オキシトシンにて陣痛誘発
- 胎児推定体重：3,050 g
- 羊水インデックス（AFI）＝ 6.0 cm
- 内診所見：頭位，子宮口 5 cm 開大
- 胎児心拍数モニタリングは内測法を施行（3 cm／分）

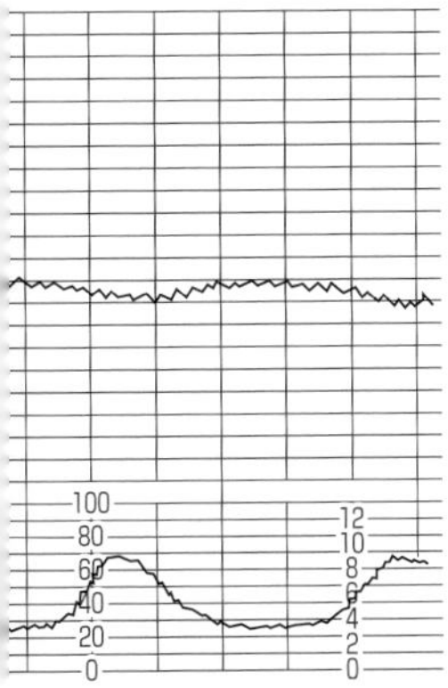

Question

問題

この波形から読みとれる所見は？

胎児心拍数モニタリング所見（内測法，3 cm／分で記録）は，①心拍数基線：周期性変動を認めるため，はっきりとは定められないが，正常（整）脈（120〜125 bpm），②基線細変動：減少（minimal），③一過性徐脈：心拍数基線から子宮収縮に伴って緩やかに心拍数が下降し，心拍数の下降開始・最下点・回復が子宮収縮に同期している（mirror image），④子宮収縮：およそ 1.5〜2 分の陣痛周期で，60〜80 mmHg 程度の子宮収縮を認める．

Answer

答え

早発一過性徐脈（early deceleration）

早発一過性徐脈と考えられます．オキシトシン投与による過強陣痛を認めるため，オキシトシン投与をいったん中止したところ，早発一過性徐脈の消失と一過性頻脈の出現を確認しました（reassuring fetal status）．およそ 5 時間後に，2,980 g の男児を自然分娩にて Apgar スコア 7 点→ 8 点で出生．臍帯動脈血 pH 7.27 でした．

はじめに

胎児心拍数一過性変動の分類

①胎児心拍数一過性変動（一過性頻脈・一過性徐脈）は，周期性変動，非周期性変動に分けて考えます．

a. 周期性変動（periodic pattern）とは，子宮収縮に伴って変化する胎児心拍数波形をいいます．

b. 非周期性変動（episodic pattern）とは，子宮収縮とは関係のないときに変化する胎児心拍数波形をいいます．

②周期性変動では，波形が急速に（abrupt）変化するか，あるいは緩やかに（gradual）変化するかを肉眼的に区別することを基本とします（p.33，**図2**）．

その判断が困難な場合は，「変化の開始から最下点（最上点）に至るまでに要する時間を参考とし，両者の境界を30秒とする」とされています[1]．

③周期性変動は，子宮収縮と徐脈出現との関係より，以下のように分けて考えられています．詳細については，順次述べていきます．

a. 早発一過性徐脈（early deceleration）

b. 遅発一過性徐脈（late deceleration）

c. 変動一過性徐脈（variable deceleration）

d. 遷延一過性徐脈（prolonged deceleration）

④一過性徐脈の重症度は，以下のものを高度，それ以外を軽度とすると定義されました[2]．

a. 遅発一過性徐脈：基線から最下点までの心拍数低下が15 bpm以上

b. 変動一過性徐脈：最下点が70 bpm未満で持続時間が30秒以上，または最下点が70 bpm以上80 bpm未満で持続時間が60秒以上

c. 遷延一過性徐脈：最下点が80 bpm未満

■定義

早発一過性徐脈（early deceleration）（図1）

早発一過性徐脈とは，子宮収縮に伴って，心拍数減少の開始（onset）から最下点（nadir）まで緩やかに（gradual）下降し，その後，子宮収縮の消退とともに緩やかに（gradual）回復（recovery）する心拍数低下で，その一過性徐脈の最下点と対応する子宮収縮の最強点の時期が一致しているものと定義されています[3]．

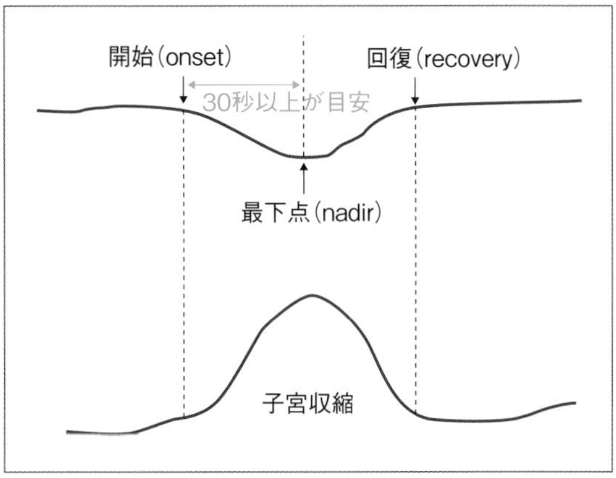

図１　早発一過性徐脈の定義

2003年の委員会報告では，心拍数下降の程度はとくに定義はしていませんが，心拍数が100 bpm以下に下降すること，あるいは心拍数基線より20～30 bpm以上低下することは少ないと考えられています[4)]．

ここがPOINT

早発一過性徐脈では，心拍数が100 bpm以下に下降すること，あるいは心拍数基線より20～30 bpm以上低下することは少ないといわれています．また，分娩第2期に発生することもほとんどありません．

臨床的意義

早発一過性徐脈の出現

分娩経過のどの時期にも生じますが，子宮口が4～6 cm程度開大しているときに発生することがほとんどで，頻脈や基線細変動消失，他の周期性変動とともに出現することは少ないとされています．一般に，早発一過性徐脈が出現していても，胎児の状態は良好で，血液ガスにも影響を与えることは少なく，長期予後もよいとされています[5)]．しかし，時に遅発一過性徐脈との鑑別が難しい場合もあるので，臨床的には注意が必要です．

Honの最初の定義では，10～15秒持続するスムーズな一過性徐脈で，子宮収縮の終了前に基線に戻るものとしています[6)]．さらにHonは，早発一過性徐脈が児頭圧迫により生じると報告し，骨盤位分娩や双胎の第2児分娩時には生じないことも認識していました．また，鉗子分娩で鉗子をかけ児頭を牽引するときにも徐脈が出現することが知られています．

One point 胎児生理学

前述したように，早発一過性徐脈は胎児頭部への圧迫により引き起こされると考えられています．児頭への圧迫は脳内血流の局所変化をもたらし，迷走神経中枢（vagal center）を刺激し[7]，徐脈が出現します．このように，早発一過性徐脈は迷走神経反射によるものであるため，硫酸アトロピン投与によりその徐脈は消失します（**図 2**）．Paul らは，ヒツジ胎仔を用いてこれらの現象について観察しました．胎仔頭部を 20〜50 秒圧迫すると，頭部圧迫とともに脳血流は著明に減少し，血圧が上昇，心拍数が減少することを報告しました[8]．経腟分娩では児頭への圧迫はあるものの，このような機序による純粋な形での早発一過性徐脈の発生は，むしろまれと考えられています．つまり，分娩第 2 期に発生する一過性徐脈のほとんどは，変動一過性徐脈であることが多いのです．Chung と Hon は，実際にドーナッツ型リング（pessary）を用いてどの時期に早発一過性徐脈が発生しやすいかを研究したところ，4〜6 cm のときに最も発生しやすいことを報告しました[9]．この事実は臨床的にもよく一致しています．

胎児は頭蓋骨縫合が離開しているため，経腟分娩時の外圧によって頭蓋内圧が亢進しますが，頭蓋骨縫合が完成している成人でも，脳腫瘍発症時に頭蓋内圧亢進症状が認められることがあります．これは，クッシング三徴候として知られており，その三徴候とは，徐脈・血圧上昇・不規則呼吸を指します．

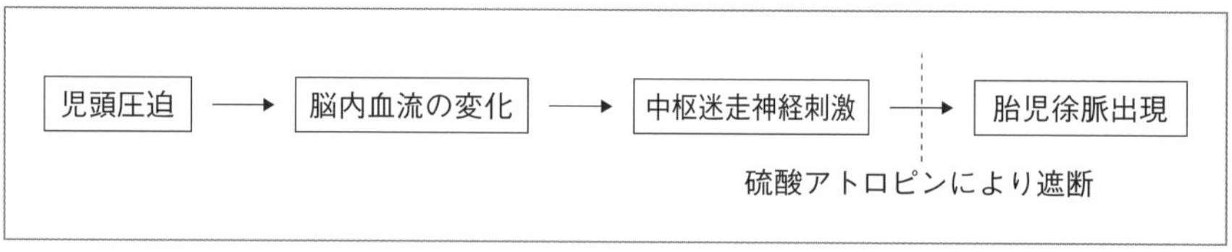

図 2　**早発一過性徐脈の発現機序**

Check 早発一過性徐脈（early deceleration）

■以下の文章を読み，正しいものに○，間違っているものに×を付けよ．

①早発一過性徐脈とは，子宮収縮に伴って心拍数が緩やかに減少し，子宮収縮の消退とともに回復する心拍数の低下で，子宮収縮の最強点より早く徐脈の最下点を示すものをいう．
②頭位分娩時の胎児心拍数モニタリングで，早発一過性徐脈は児頭圧迫による．
③早発一過性徐脈は，心拍数が 100 bpm 以下に下降することが多い．
④早発一過性徐脈の頻発は急速遂娩の適応となる．
⑤早発一過性徐脈は分娩第 1 期に出現することが多い．

参考文献

1）日本産科婦人科学会・日本産婦人科医会 編集・監修．“CQ411 胎児心拍数陣痛図の評価法とその対応は？”．産婦人科診療ガイドライン：産科編 2020．東京，日本産科婦人科学会，2020，228-32．

2）日本産科婦人科学会周産期委員会：胎児機能不全の診断基準の作成と検証に関する小委員会報告（委員長；岡井崇）．日本産科婦人科学会雑誌．60, 2008, 1220-1.

3）岡村州博ほか．胎児心拍数図の用語及び定義検討小委員会報告（日本産科婦人科学会周産期委員会報告：委員長；佐藤章）．日本産科婦人科学会雑誌．55, 2003, 1205-16.

4）Freeman, RK. et al. “Physiologic basis of fetal monitoring”. Fetal heart rate monitoring. 4 th ed. Lippincott Williams & Wilkins, 2012, 8-24.

5）Kubli, FW. et al. Observations on heart rate and pH in the human fetus during labor. Am. J. Obstet. Gynecol. 104, 1969, 1190.

6）Hon, EH. The electronic evaluation of the fetal heart rate. Am. J. Obstet. Gynecol. 75, 1958, 1215.

7）Kelly, JV. Compression of the fetal brain. Am. J. Obstet. Gynecol. 85, 1963, 687-94.

8）Paul, WM. et al. Cardiovascular phenomena associated with fetal head compression. Am. J. Obstet. Gynecol. 90 , 1964 , 824-6.

9）Chung, F. et al. The electronic evaluation of fetal heart rate. Ⅰ. With pressure on the fetal skull. Obstet. Gynecol. 1 3 , 1959, 633-40.

Check 答

①× 一過性徐脈の最下点と対応する子宮収縮の最強点とは一致する．（p.108 定義「早発一過性徐脈」参照）

②○ （p.110「One point 胎児生理学」参照）

③× 心拍数が 100 bpm 以下に下降すること，心拍数基線より 20〜30 bpm 低下することは少ない．（p.109「ここが Point」参照）

④× 胎児状態が悪化していることはなく，適応とはならない．（p.109「早発一過性徐脈の出現」参照）

⑤○ 子宮口が 4〜6 cm 開大している分娩第 1 期に認められることが多い．（p.109「早発一過性徐脈の出現」参照）

遅発一過性徐脈

late deceleration

症例❶

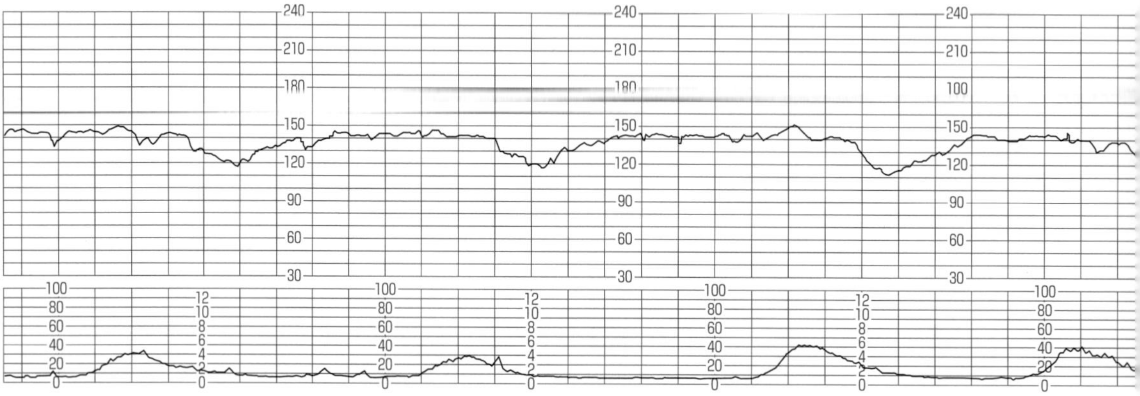

- 33歳，1妊0産
- 妊娠34週6日，血圧170／110 mmHg，尿蛋白4.3 g／日にて，他院より紹介
- 胎児推定体重：2,150 g
- 羊水インデックス（AFI）＝6.0 cm
- 内診所見：頭位，子宮口1 cm開大，展退30%
- 胎児心拍数モニタリングは外測法を施行（3 cm／分）

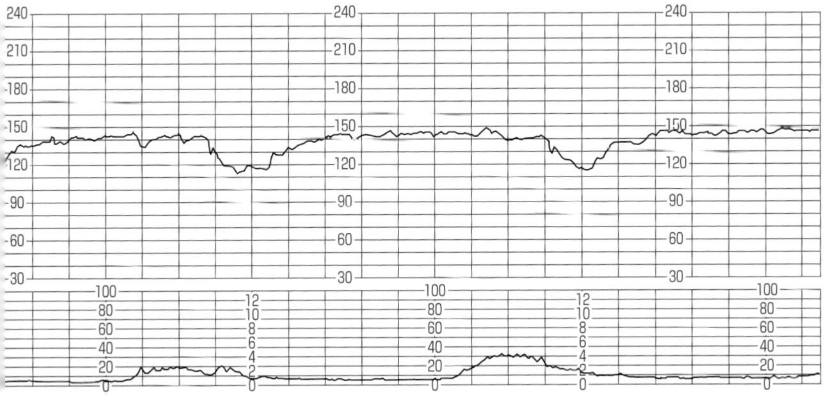

Question
問題

この波形から読みとれる所見は？

胎児心拍数モニタリング所見は，①心拍数基線：正常（整）脈（140～145 bpm），②基線細変動：中等度（moderate），③一過性頻脈：認めない，④一過性徐脈：毎回の子宮収縮に伴って，心拍数基線から，心拍数減少の開始から最下点まで緩やかに下降し，その後子宮収縮の消退に伴い元に戻る周期的な（periodic）心拍数低下を認める，子宮収縮の最強点に遅れてその一過性徐脈の最下点を示している，⑤子宮収縮：外測法にて測定，およそ2.5～3分ごとの子宮収縮を認める．

Answer
答え

遅発一過性徐脈（late deceleration）

頻発する（recurrent）遅発一過性徐脈と考えられます．基線から最下点までの心拍数低下が15 bpmを超えるため高度遅発一過性徐脈となります．しかしながら基線細変動は中等度認めます．子宮口未開大にて，腹式帝王切開術施行．2,080 gの男児をApgarスコア8点→9点で出生．臍帯動脈血pH 7.29，pO_2 13.0 mmHg，pCO_2 46.0 mmHgでした．50％以上の子宮収縮に伴って周期性変動が認められる場合に，recurrentと呼びます．

症例❷

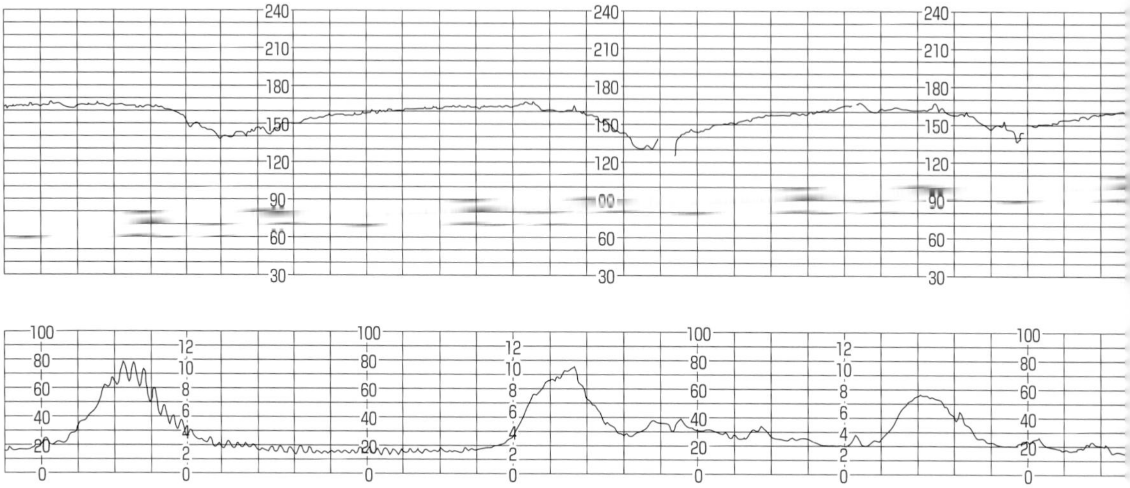

- 24歳，3妊0産（2回人工妊娠中絶）
- 妊娠33週0日に全身倦怠感・嘔気，ならびに羊水過少を認め紹介
- 胎児推定体重：2,252 g
- 羊水インデックス（AFI）＝ 4.4 cm
- 内診所見：頭位，子宮口未開大
- 母体検査：血糖518 mg／dL，HbA1c 6.4%，尿糖（2＋），尿ケトン体（3＋），尿中C-ペプチド3.6 μg／日
- 母体動脈血ガス分析：pH 7.26，pO_2 110.9 mmHg，pCO_2 19.7 mmHg，BE −16.1 mmol／L
- 胎児心拍数モニタリングは外測法を施行（3 cm／分）

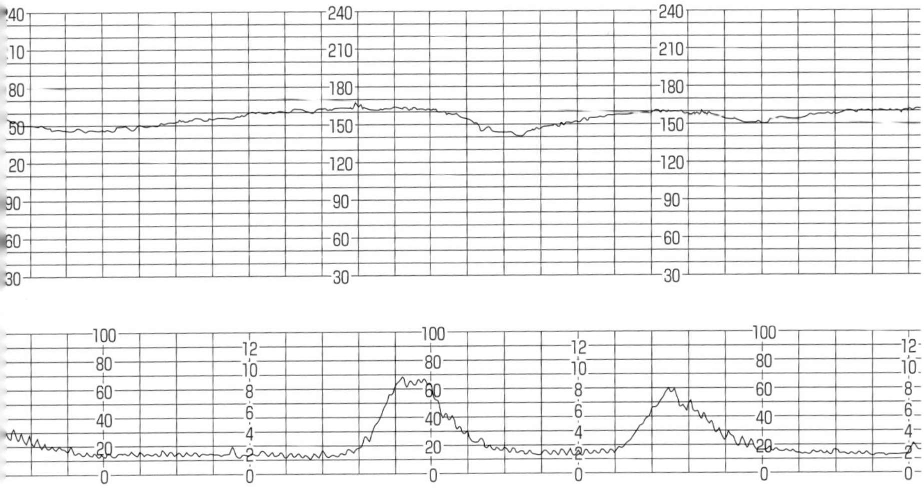

Question
問題

この波形から読みとれる所見は？　どのような病態が推測されるか？

胎児心拍数モニタリング所見は，①心拍数基線：頻脈（170 bpm），②基線細変動：減少～消失，③一過性頻脈：認めない，④一過性徐脈：毎回の子宮収縮に伴って，心拍数基線から緩やかに下降し，子宮収縮の最強点に遅れて，その一過性徐脈の最下点を示す周期的な（periodic）心拍数低下を認める，⑤子宮収縮：外測法にて測定，およそ2.5～3分ごとの子宮収縮を認める．

A nswer

答え

遅発一過性徐脈（late deceleration）
糖尿病性ケトアシドーシス（diabetic keto-acidosis：DKA）

頻発する（recurrent）遅発一過性徐脈と考えられます．基線細変動はかなり減少し，一過性頻脈は認めません．劇症 1 型糖尿病と診断され，十分なる補液とインスリンの静脈内投与が行われました．子宮口未開大にて，腹式帝王切開術施行．1,990 g の女児を Apgar スコア 2 点→7 点で出生．臍帯動脈血 pH 6.98，pO_2 8.2 mmHg，pCO_2 67.9 mmHg，BE －16.9 mmol／L，血糖 155 mg／dL でした．

本症例は，妊娠週数がある程度進んでいたこと，また，劇症 1 型糖尿病であったことより，インスリン静脈投与後帝王切開が選択されました．しかし，糖尿病性ケトアシドーシス症例では，母体血糖値の正常化とともに胎児状態も改善し，胎児心拍数モニタリングにおいても基線細変動や一過性頻脈も認めるようになるといわれており，必ずしも急速遂娩が必要とは限りません．糖尿病性ケトアシドーシス症例で，なぜ胎児死亡や胎児機能不全となるのかはっきりとは解明はされていませんが，母体アシドーシスに伴う水素イオンの増加が胎児へ移行し，胎児アシドーシスとなるため，あるいは子宮胎盤血流が減少するためと考えられています[1]．

LECTURE

はじめに

遅発一過性徐脈は，いわゆる胎児胎盤機能不全（子宮内環境悪化）で出現することはもちろんですが，分娩時の過強陣痛や母体の発熱，脱水でも出現するため注意が必要です．遅発一過性徐脈の出現は，胎児死亡を起こす直前の胎児心拍数モニタリングパターンと認識されている方もいらっしゃるかもしれませんが，その他の情報（一過性頻脈の有無，基線細変動の有無，頻脈の有無など）にも注意し，胎児状態を評価することが大切です．

■定義

遅発一過性徐脈（late deceleration）

遅発一過性徐脈とは，子宮収縮に伴って，心拍数減少の開始から最下点まで緩やかに（gradual）下降し，その後子宮収縮の消退に伴い緩やかに（gradual）元に戻る心拍数低下で，子宮収縮の最強点に遅れてその一過性徐脈の最下点を示すものをいいます．その心拍数減少は，直前の心拍数より算出されます[2,3]．また，ほとんどの症例では，一過性徐脈の下降開始・最下点・回復が，おのおの子宮収縮の開始・最強点・終了より遅れて出現するとされています．

2008年の周産期委員会報告では，「基線から最下点までの心拍数低下が15 bpm以上」を高度遅発一過性徐脈とし，それ以外は軽度と分類されています[4]．

ここがPOINT

①子宮収縮は胎児への低酸素ストレス
②遅発一過性徐脈は胎児低酸素症を疑う最初のサイン
③一過性頻脈の存在は胎児アシデミアを否定
④遅発一過性徐脈出現中も細変動の存在は重要

■臨床的意義

遅発一過性徐脈とアシデミア（acidemia）

Murataらのアカゲザルを用いた研究では，胎児状態の悪化（低酸素血症→アシデミア）に伴い，遅発一過性徐脈が一過性頻脈の消失に先立って認められると報告されています[5]．つまり，遅発一過性徐脈の出現は胎児低酸素血症を疑うサインですが，遅発一過性徐脈が出現していても一過性頻脈が確認されていれば，胎児アシデミアにはなっていないことを意味しています[5]．

さらにPaulらは，遅発一過性徐脈と細変動の有無との関係について報告しています[6]．細変動の減少・消失を認める場合に児頭採血により胎児pHを計測してみると，細変動が正常で遅発一過性徐脈が出現している場合に比べ，明らかに低いことを報告しました．**症例①**と**症例②**を比較しても明らかなように，**症例①**では遅発一過性徐脈が出現していても中等度基線細変動を認めていたため，低酸素血症にはなっていますがアシデミアにはなっていません．しかし，**症例②**では基線細変動が減少し心拍数基線も頻脈を示し，アシデミアとなっています．

胎児子宮内環境の悪化過程を考えた場合，徐々に低酸素血症から嫌気性代謝が進み代謝性アシドーシスとなっていくはずです．一過性頻脈の存在は胎児アシデミアを否定することができますが，低酸素血症を否定することはできません．一過性頻脈が認められず，これを真のnon-reactiveと判断するためには，バックアップテストとしてCST（contraction stress test）で確認する必要があります．つまり，「真のnon-reactive＝胎児アシデミア」であるはずなので，子宮収縮という低酸素ストレスを人工的に胎児に与え（胎児がアシデミアになっていれば，すでに低酸素血症にも陥っているという考え），遅発一過性徐脈が出現（子宮収縮の50%以上に認められた場合：positive CST＝胎児低酸素血症）するかどうかをみるわけです．遅発一過性徐脈が出現すれば，真のnon-reactive（＝アシデミア）である可能性が高いと診断できることになります．

子宮収縮を伴った胎児心拍数モニタリングをみた場合の表現方法として，

表 1　真の non-reactive とは？

胎児状態 ＼ CTG 所見	正常酸素血症 →	低酸素血症 →	アシデミア
一過性頻脈	＋	＋	－
遅発一過性徐脈	－	＋	＋
	reactive-negative	reactive-positive	non-reactive-positive

・理論的には，non-reactive-negative は存在しない．
・真の non-reactive には，遅発一過性徐脈の存在を証明するために back-up test として，CST が必要．

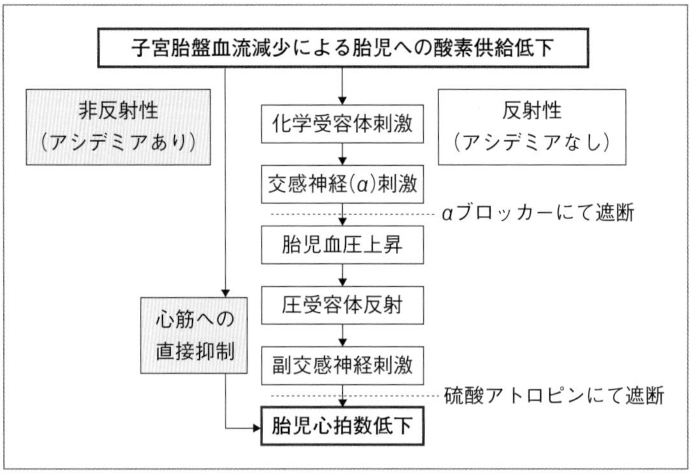

図 1　**遅発一過性徐脈の発現機序**

一過性頻脈の有無と遅発一過性徐脈の有無を評価して，「reactive-negative（非アシデミア－非低酸素血症）」「reactive-positive（非アシデミア－低酸素血症）」「non-reactive-positive（アシデミア－低酸素血症）」という言い方で胎児状態を表現します（**表 1**）．胎児中枢神経系に異常がない限り，理論的には「non-reactive-negative（アシデミア - 非低酸素血症）」という胎児心拍数モニタリングは出現しないことになります．

ここが POINT

CST は胎児への低酸素ストレステストであり，最も鋭敏な胎児評価法です．

遅発一過性徐脈の発現機序

実験動物を用いた研究により，2 つの発現機序が推定されています（**図 1**）[7, 8]．

1．反射性遅発一過性徐脈

子宮収縮に伴い胎盤灌流が減少し，胎児への酸素供給が一時的に低下することによって胎児が低酸素症となり，化学受容体が反応すると交感神経が刺激されるため，ノルアドレナリンが分泌され胎児血圧が上昇します．血圧が

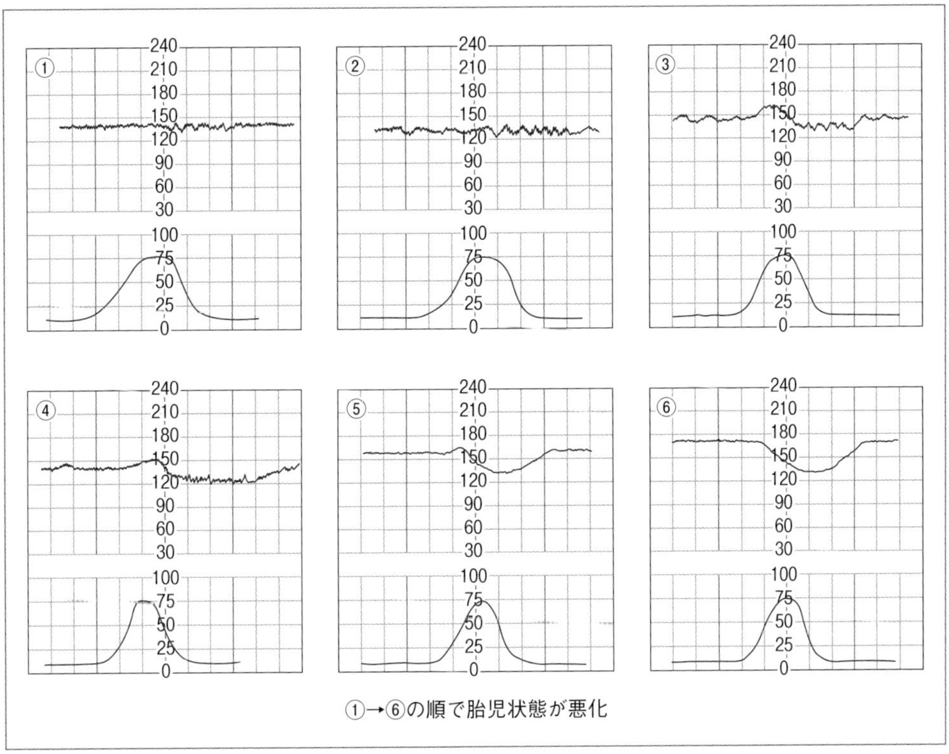

図２　遅発一過性徐脈の出現段階

上昇すると圧受容体反射により副交感神経（迷走神経）が刺激され心拍数が低下します．この場合，基線細変動が認められます．

2．非反射性遅発一過性徐脈

胎児低酸素血症が進行し，胎児予備能力が低下し（胎児アシデミアであることが多い），胎児低酸素血症が胎児心筋に直接作用して発生します．この場合，基線細変動は減少あるいは消失します．

遅発一過性徐脈の出現は，このように通常，化学受容体と圧受容体を介した迷走神経反射です．Miller らによると，遅発一過性徐脈にはいくつかの段階があり，初期の胎児低酸素症の段階では子宮収縮の後に細変動のわずかな増加が認められ，引き続いて浅い遅発一過性徐脈が出現すると報告されています（**図２**）[9]．「胎児心拍数細変動」の項（p.72）でもお話ししましたが，低酸素刺激による迷走神経反射では，最初に細変動の増加が認められます[10]．

One point

胎児生理学

なぜ，子宮収縮に遅れて胎児徐脈が出現するのでしょうか？ 子宮収縮が始まると子宮筋内を走行するらせん動脈が押さえられ，子宮収縮の増強とともに絨毛間腔内の血流が減少し，胎児への酸素供給が減少します．つまり，子宮収縮は胎児への低酸素ストレスということです．遅発一過性徐脈は胎児動脈血酸素分圧をマーカーとした化学受容体反射で起こることがわかっています．

Well-being な胎児（normoxemic）は，通常の子宮収縮によって酸素供給が減少しても，予備能力（十分な酸素化がなされている）があるので，化学受容体の閾値以下の動脈血酸素分圧とはなりません（図３青いライン）．ところが，低酸素状態（hypoxemic）にあり予備能力が落ちた胎児は，子宮収縮により well-being な胎児と同じように動脈血酸素分圧が低下しますが，もともと酸素分圧が低いため，化学受容体の閾値を超えスイッチが入り（図３赤いライン），最終的に迷走神経刺激により徐脈が出現します（図３参照）．この機序からすると，子宮収縮の開始から遅発一過性徐脈の出現までの時間が短い胎児のほうが，より低酸素血症に陥っていることになります．Itskovitz らは，遅発一過性徐脈の開始時間と動脈血酸素分圧との関係を調べ，これを証明しました[11)]．また，well-being な胎児であっても，たとえばオキシトシン使用などにより子宮が過収縮（hyperstimulation）となり，子宮収縮が長く続くと，同様の機序で遅発一過性徐脈が出現することになります．

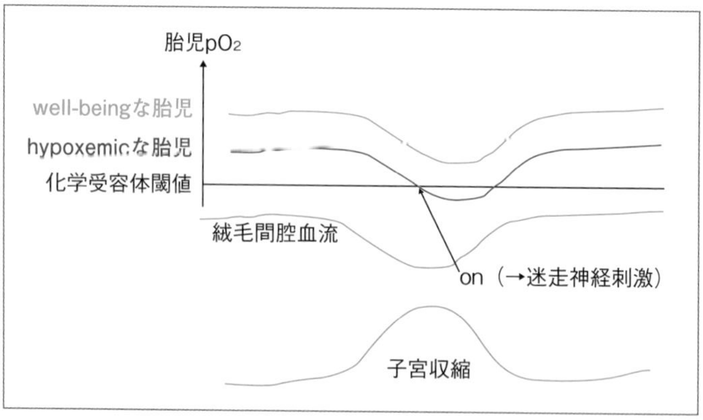

図３　**遅発一過性徐脈の発現機序**

Check 遅発一過性徐脈（late deceleration）

■以下の文章を読み，正しいものに○，間違っているものに×を付けよ.

①遅発一過性徐脈とは，子宮収縮に伴って心拍数が緩やかに減少し，子宮収縮の消退とともに緩やかに回復する心拍数の低下で，子宮収縮の最強点に遅れて徐脈の最下点を示すものをいう.

②遅発一過性徐脈は胎児低酸素症を疑う最初の所見である.

③遅発一過性徐脈の頻発は急速遂娩を考慮する.

④真の non-reactive であれば，CST（contraction stress test）は陰性（negative）である.

⑤初期の遅発一過性徐脈の出現形態として，子宮収縮後の細変動増加が認められることがある.

参考文献

1）Miodovnik, M. et al. Effect of maternal ketoacidemia on the pregnant ewe and the fetus. Am. J. Obstet. Gynecol. 144, 1982, 585-93.

2）岡村州博ほか. 胎児心拍数図の用語及び定義検討小委員会報告（日本産科婦人科学会周産期委員会報告：委員長；佐藤章）. 日本産科婦人科学会雑誌. 55, 2003, 1205-16.

3）National Institute of Child Health and Human Development Research Planning Workshop. Electronic fetal heart rate monitoring:Research guidelines for interpretation. Am. J. Obstet. Gynecol. 177, 1997, 1385-90.

4）日本産科婦人科学会周産期委員会：胎児機能不全の診断基準の作成と検証に関する小委員会報告（委員長；岡井崇）. 日本産科婦人科学会雑誌. 60, 2008, 1220-1.

5）Murata, Y. et al. Fetal heart rate accelerations and late decelerations during the course of intrauterine death in chronically catheterized rhesus monkeys. Am. J. Obstet. Gynecol. 144, 1982, 218-23.

6）Paul, RH. et al. Clinical fetal monitoring. VII. The evaluation and significance of intrapartum baseline FHR variability. Am. J. Obstet. Gynecol. 123, 1975, 206-10.

7）Martin, CB. Jr. et al. Mechanisms of late decelerations in the fetal heart rate. A study with autonomic blocking agents in fetal lambs. Eur. J. Obstet. Gynecol. Reprod. Biol. 9 , 1979 , 361-73.

8）Harris, JL. et al. Mechanisms of late decelerations of the fetal heart rate during hypoxia. Am. J. Obstet. Gynecol. 144, 1982, 491-6.

9）Miller, FC. et al. Intrapartum fetal heart rate monitoring. Clin. Obstet. Gynecol. 21, 1978, 561-77.

10）Ikenoue, T. et al. Effect of acute hypoxemia and respiratory acidosis on the fetal heart rate in monkeys. Am. J. Obstet. Gynecol. 141, 1981, 797-806.

11）Itskovitz, J. et al. The mechanism of late deceleration of the heart rate and its relationship to oxygenation in normoxemic and chronically hypoxemic fetal lambs. Am. J. Obstet. Gynecol. 142, 1982, 66-73.

Check 答

①○　（p.116 定義「遅発一過性徐脈」参照）

②○　遅発一過性徐脈の出現は胎児低酸素血症を疑う最初の所見であるが，一過性頻脈を認めるか心拍数基線細変動が正常であれば，アシデミアにはなっていない.（p.117「遅発一過性徐脈とアシデミア」参照）

③○　出現原因にもよるが，胎児状態が悪化していることが多く，分娩進行や基線細変動の評価も必要であるが，急速分娩を考慮しておく必要はある.

④×　真の non-reactive であれば，CST（contraction stress test）は陽性（positive）である.（p.117「遅発一過性徐脈とアシデミア」参照）

⑤○　（p.118「遅発一過性徐脈の発現機序」参照）

変動一過性徐脈

variable deceleration

症例❶

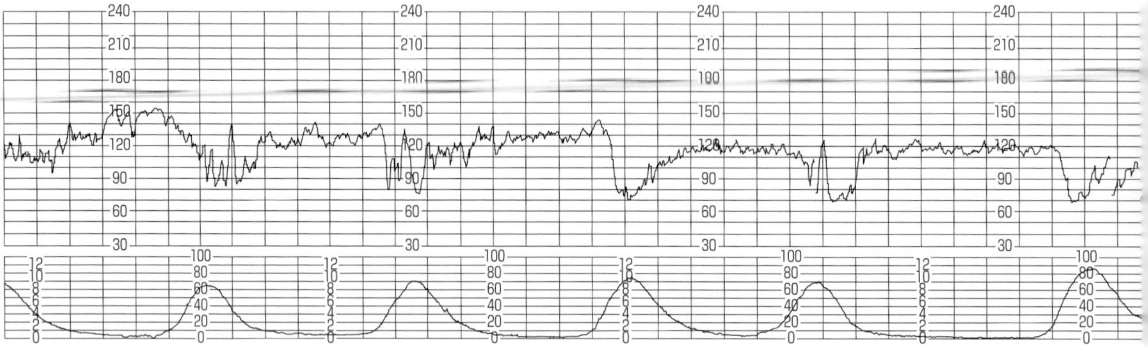

- 28 歳，1 妊 0 産
- 妊娠 39 週 6 日，前期破水にて入院
- 胎児推定体重：2,650 g
- 羊水インデックス（AFI）＝ 2.5 cm
- 内診所見：頭位，子宮口 5 cm 開大，展退 70〜80％
- 胎児心拍数モニタリングは内測法を施行（3 cm／分）

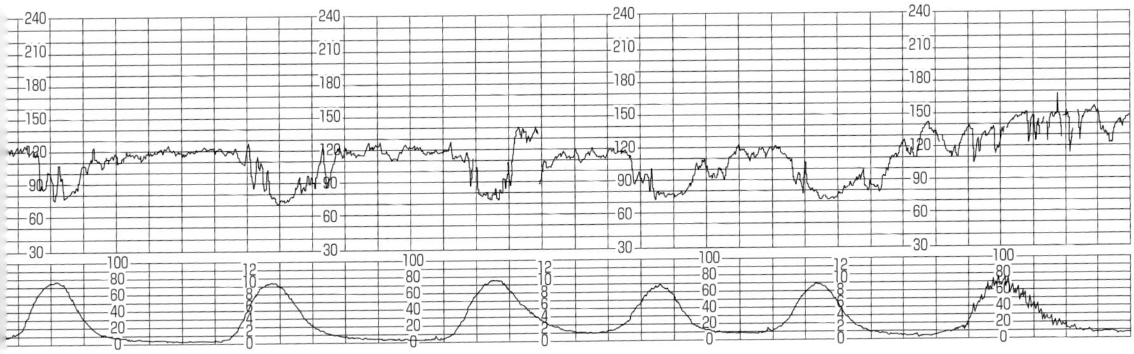

Question
問題

この波形から読みとれる所見は？

胎児心拍数モニタリング所見（内測法，3 cm／分で記録）は，①心拍数基線：正常（整）脈（120 bpm），②基線細変動：中等度（moderate），③一過性徐脈：毎回の子宮収縮に伴って，心拍数基線から急速に（abrupt）70～80 bpm まで低下する心拍数減少が 30～60 秒持続し，ほとんどのその徐脈は急速に心拍数基線まで回復，④子宮収縮：およそ 2～2.5 分ごとの子宮収縮を認める．

Answer
答え

軽度変動一過性徐脈（mild variable deceleration）

最下点は 70 bpm 以上 80 bpm 未満ですが，持続時間は明らかに 60 秒以上といえる部分もなく（微妙な徐脈はありますが）軽度変動一過性徐脈と判断します．また，基線細変動は中等度，認めます．

人工羊水注入法（amnioinfusion）を施行し（胎児心拍数モニタリング施行時にはすでに開始しています），約 1 時間半後に吸引分娩にて 2,580 g の男児を Apgar スコア 5 点→ 9 点で出生．臍帯動脈血 pH 7.24，pO_2 20 mmHg，pCO_2 58 mmHg でした．

ここがPOINT

①分娩時に認める一過性徐脈のほとんどは，変動一過性徐脈.
②臍帯静脈だけが圧迫されれば，頻脈.
③臍帯動脈が圧迫されれば，ストンと落ちる急速な徐脈.
④変動一過性徐脈が認められているときでも，心拍数細変動の評価は重要.

はじめに

変動一過性徐脈は，分娩中（intrapartum）に最も頻繁に遭遇する徐脈パターンです．しかし，小さな変動一過性徐脈であっても反復して出現する場合は注意が必要です．重症度の判定や心拍数細変動を見ることも大切ですが，必ず超音波を行って羊水過少がないか確認し，必要であれば子宮収縮薬の中止や人工羊水注入法を考慮しなければなりません．

■定義

変動一過性徐脈（variable deceleration）

変動一過性徐脈とは，子宮収縮と関連して出現する周期性（periodic）心拍数変化の一つで，15 bpm 以上の心拍数減少が急速に（abrupt）起こり，その開始から元に戻るまで 15 秒以上 2 分未満を要するものをいいます[1, 2]．子宮収縮に伴って出現する場合には，心拍数減少の開始時期やその程度，またその持続時間や形態が子宮収縮ごとに変動することを特徴とします．

■臨床的意義

変動一過性徐脈の出現

出現頻度は報告者により差がありますが，分娩時（intrapartum）には約 20～50％の症例に出現するといわれており，臨床的に頻繁に遭遇する徐脈のパターンです．出現原因は，**表 1** に示すように多岐にわたりますが，いずれの場合も臍帯圧迫に関係するものです．

典型的な変動一過性徐脈波形を**図 1** に示します．変動一過性徐脈の出現機序としては，まず，子宮収縮開始とともに臍帯が圧迫されると，より血管壁が薄い臍帯静脈が閉塞し，胎盤からの静脈還流量が減少するため，一過性に頻脈（shoulder）が出現します．さらに子宮収縮が増強すると臍帯動脈も圧迫され，後負荷の増加により血圧が上昇し，圧受容体反射による迷走神経刺激により心拍数が急速に減少します（**図 2**）．この機序とは別の出現機序として，臍帯血流減少による胎児低酸素症の関与が考えられています．胎児低酸素症は化学受容体を刺激したり，心筋を直接抑制したりして胎児徐脈を出現させます（**図 2**）[3] が，この機序による徐脈出現は，圧受容体反射による徐脈出現より通常遅れて出現します（**図 1**）．

Kubli らは，変動一過性徐脈の程度と児頭採血 pH の値から，軽度，中等度，高度と分類[4] しており，変動一過性徐脈の重症度判定として用いられ

表 1　変動一過性徐脈の出現原因

1. 羊水過少（破水後の陣痛出現時）
2. 分娩進行時（子宮口 8〜10 cm 開大時に努責をかけているときに多く，臍帯巻絡をしばしば認める）
3. 臍帯脱出（破水，胎位異常を認める場合は注意が必要）
4. その他：臍帯真結節，短い臍帯，頸部以外の臍帯巻絡など

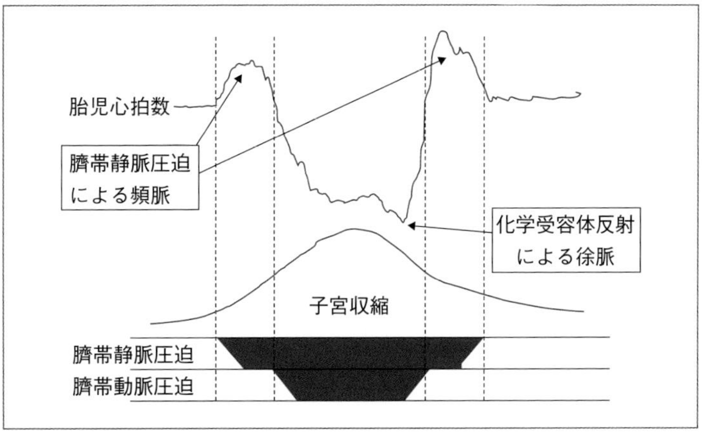

図 1　変動一過性徐脈の典型的な波形

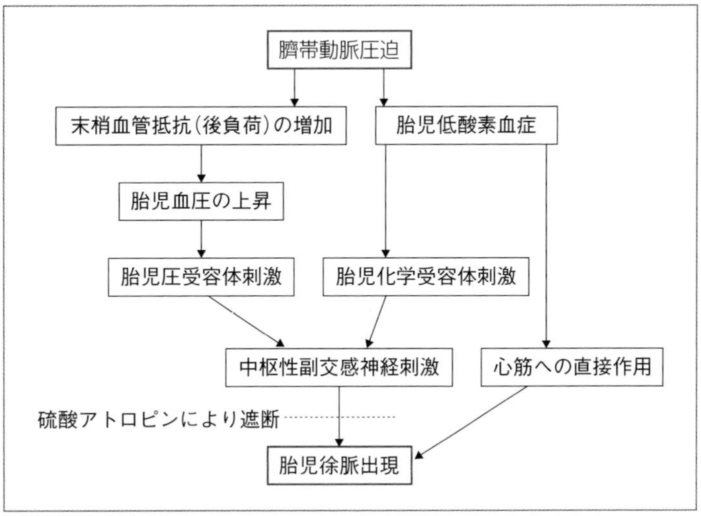

図 2　変動一過性徐脈の出現機序[3]

ています（**表 2**）．

2003 年の日本産科婦人科学会の周産期委員会報告では，変動一過性徐脈の重症度について定義はなされていませんでしたが，2008 年以降の周産期委員会報告[5, 6]では，「最下点が 70 bpm 未満で持続時間が 30 秒以上，または最下点が 70 bpm 以上 80 bpm 未満で持続時間が 60 秒以上」を高度とし，

表 2　Kubli らの変動一過性徐脈の重症度の定義（文献 4 より一部改変）

●軽度変動一過性徐脈（児頭採血 pH：7.29 ± 0.05）
持続が 30 秒未満のもの，または，最低値が 70～80 bpm 以下にならないもの
●中等度変動一過性徐脈（児頭採血 pH：7.26 ± 0.04）
最低値が 70 bpm 未満で持続が 30 秒から 60 秒未満のもの，あるいは，持続が 60 秒を超えても最低値が 70～80 bpm 以下にならないもの
●高度変動一過性徐脈（児頭採血 pH：7.15 ± 0.07）
最低値が 70 bpm 未満であり，かつ持続が 60 秒を超えるもの

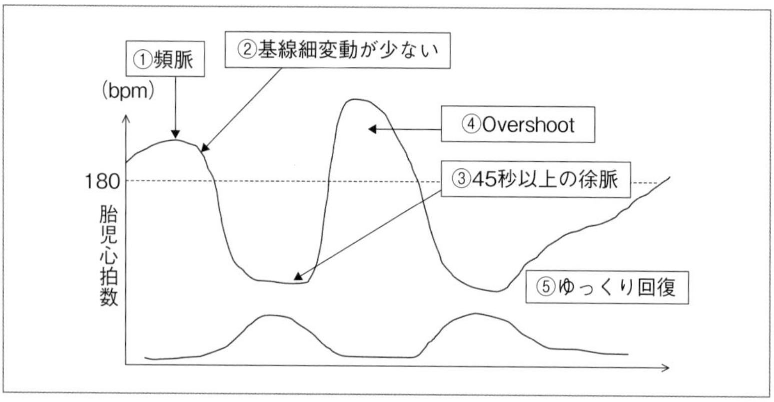

図 3　Non-reassuring な変動一過性徐脈

それ以外は軽度と分類されています．

変動一過性徐脈であっても，①徐脈持続時間が 30～45 秒を超えず，最下点から急速に基線まで回復し，②正常心拍数基線で頻脈を認めず，③基線細変動を認める場合は，reassuring と考えられています．これに対して，①頻脈を認め，②基線細変動が減少あるいは消失し，③徐脈持続時間が 45 秒を超え，④ Overshoot を認め（p.152 参照），⑤徐脈から基線回復まで時間がかかるものは，non-reassuring と考えられています（図 3）．

人工羊水注入法[7] が考案される以前，羊水過少症例における変動一過性徐脈反復例は，ほとんどの場合，帝王切開が選択されていました．もちろん現在でも，高度変動一過性徐脈反復症例や non-reassuring な変動一過性徐脈症例では帝王切開が選択されることが多いのですが，人工羊水注入法を施行することにより，軽度（～中等度）の変動一過性徐脈反復例のかなりの症例では，変動一過性徐脈の消失と帝王切開率の減少が期待できます．Miyazaki らの報告[7] によると，人工羊水注入法により，51％の症例で変動一過性徐脈が消失し（非注入群の徐脈消失率は 4％），帝王切開率は，初産婦に限ってみると，非注入群の 48％に対し，人工羊水注入群では 15％と，大幅に減少させることができたとされています．

また，羊水過少症例の分娩時に，胎児徐脈が出現する前に予防的人工羊水注入（prophylactic amnioinfusion）を行った場合と，胎児徐脈あるいは高度羊水混濁を認めるときに治療的人工羊水注入（therapeutic amnioinfusion）を行った場合の効果を比較した報告[8]があります．それによると，予防的人工羊水注入法は必ずしも帝王切開率の減少にはつながっておらず（相対危険度：1.29，95%CI：0.60 － 2.74），臍帯動脈血 pH，オキシトシン使用，新生児肺炎，産褥子宮内膜炎でも有意差を認めませんでした．しかし，分娩時の発熱を有意に増加させた（相対危険度：3.48，95%CI：1.21 － 10.05）ため，現時点では，治療的人工羊水注入法のみ行うべきとされています．さらに，別の review では分娩中の人工羊水注入法の効果を 19 報告で検討しています[9]．胎児一過性徐脈が有意に減少し（7 報告，1,006 症例，相対危険度：0.53，95%CI：0.38 － 0.74），帝王切開も有意に減少（13 報告，1,493 症例，相対危険度：0.62，95%CI：0.46 － 0.83），低 Apgar スコア値（5 分値 7 点未満）も有意に減少（12 報告，1,804 症例，相対危険度：0.47，95%CI：0.30 － 0.72），臍帯動脈血 pH 低値（＜ 7.20）は有意差を認めませんが，減少傾向（8 報告，972 症例，相対危険度：0.58，95%CI：0.29 － 1.14）を示しており，産褥子宮内膜炎も有意に減少（6 報告，767 症例，相対危険度：0.45，95%CI：0.25 － 0.81）と有用性が証明されています．また，人工羊水注入法が羊水混濁による胎便吸引症候群を減らすことができるかについて，14 報告，4,435 症例で検討されています[10]．胎便吸引症候群をはじめ周産期死亡，新生児呼吸管理，NICU 収容といった周産期予後の有意な改善が報告されていますが，胎便が薄まったことで改善したのか，羊水過少が改善されたことで改善したのかがはっきりしないとされています．人工羊水注入法の有用性について，変動一過性徐脈を減少させ，帝王切開率を減らすため，ACOG では Level A で推奨しています[11]．

One point

胎児生理学

臍帯圧迫が胎児の心拍数低下を引き起こすメカニズムについては，圧受容体反射と化学受容体反射の関与が指摘されています（p.125 図 2 参照）．Itskovitz らはヒツジ胎仔を用いて臍帯の部分圧迫実験を行い，血圧と心拍数の変化を観察しました[12]．臍帯血流量を 25%減少させても血圧と心拍数とも変化を示しませんでしたが，50%減少させると血圧は変化せずに心拍数が低下することを示しました．この結果は，部分臍帯圧迫による心拍数低下には圧受容体反射は関与しないことを示唆していると考えられています．一方で，Mueller-Heubach らはサル胎仔を用いて完全臍帯圧迫を行い，心拍数と血圧の変化を観察しました[13]．臍帯圧迫直後より血圧は上昇し心拍数は低下しましたが，酸素分圧の変化は徐脈出現より遅れたことから，臍帯完全圧迫による心拍数低下には化学受容体反射より圧受容体反射のほうが関与していることを示しました．

臍帯圧迫による心拍数低下のパターンは，胎児状態に影響を受けます．変動一過性徐脈の出現には迷走神経反射が関与していますので，迷走神経反射は妊娠週数が早い胎児ほど，また non-REM 睡眠期（quiet sleep）にある胎児ほど大きく出ることが知られているため，徐脈の深さや持続時間が長くなります[14]．さらに，臍帯圧迫が繰り返されアシドーシスが進行していくと，心拍数の低下速度が緩徐となり，急速な心拍数変化は消失するとされています[15]．

Check 変動一過性徐脈（variable deceleration）

■以下の文章を読み，正しいものに○，間違っているものに×を付けよ．

①変動一過性徐脈とは，15 bpm 以上の心拍数減少が急速に起こり，その開始から元に戻るまでに 10 秒以上 60 秒未満を要するものをいう．

②変動一過性徐脈は，分娩中，最も頻回に認められる一過性徐脈である．

③変動一過性徐脈は臍帯圧迫により出現することが多い．

④分娩中，羊水過少を伴う変動一過性徐脈を認めた場合，人工羊水注入を行うと，帝王切開率減少や児の予後改善につながる．

⑤胎児が non REM 期（quiet sleep）にある時には，変動一過性徐脈は出現しにくい．

参考文献

1）岡村州博ほか．胎児心拍数図の用語及び定義検討小委員会報告（日本産科婦人科学会周産期委員会報告：委員長；佐藤章）．日本産科婦人科学会雑誌．55, 2003, 1205-16.

2）National Institute of Child Health and Human Development Research Planning Workshop. Electronic fetal heart rate monitoring:Research guidelines for interpretation. Am. J. Obstet. Gynecol. 177, 1997, 1385-90.

3）Freeman, RK. et al. "Physiologic basis of fetal monitoring". Fetal heart rate monitoring. 4 th ed. Lippincott Williams & Wilkins, 2012, 8-24.

4）Kubli, FW. et al. Observations on heart rate and pH in the human fetus during labor. Am. J. Obstet. Gynecol. 104, 1964, 1190-206.

5）日本産科婦人科学会周産期委員会．胎児機能不全の診断基準の作成と検証に関する小委員会報告（委員長；岡井崇）．日本産科婦人科学会雑誌．60, 2008, 1220-1.

6）日本産科婦人科学会周産期委員会．委員会提案ー胎児心拍数波形の分類に基づく分娩時胎児管理の指針（2010 年版）．日本産科婦人科学会雑誌．62, 2010, 2068-73.

7）Miyazaki, FS. et al. Saline amnioinfusion for relief of repetitive variable decelerations：A prospective randomized study. Am. J. Obstet. Gynecol. 153, 1985, 301-6.

8）Novikova, N. et al. Prophylactic versus therapeutic amnioinfusion for oligohydramnios in labour. Cochrane Database of Systematic Reviews. 2012 Sep 12; 9: CD000176.

9）Hofmeyr, JG. Amnioinfusion for potential or suspected umbilical cord compression in labour. Cochrane Database of Systematic Reviews. 2012 Jan 18; 1: CD000013.

10）Hofmeyr, JG., Xu, H. Amnioinfusion for meconium-stained liquor in labour. Cochrane Database of Systematic Reviews. 2014 Jan 23; 1: CD000014.

11）American College of Obstetricians and Gynecologist. Management of intrapartum fetal heart rate tracing. Practice Bulletin. No. 116. Nov. 2010.

12）Itskovitz, J. et al. Heart rate and blood pressure responses to umbilical cord compression in fetal lambs with special reference to the mechanism of variable deceleration. Am. J. Obstet. Gynecol. 147, 1983, 451-7.

13）Mueller-Heubach, E. et al. Variable heart rate decelerations and transcutaneous pO2 during umbilical cord occlusion in fetal monkeys. Am. J. Obstet. Gynecol. 144, 1982, 796-802.

14）Murata, Y. et al. Variable fetal heart rate decelerations and electrocortical activities. Am. J. Obstet. Gynecol. 170, 1994, 689-92.

15）Akagi, K. et al. The slope of fetal heart rate deceleration is predictive of fetal condition during repeated umbilical cord compression in sheep. Am. J. Obstet. Gynecol. 159 , 1988 , 516-22.

Check 答

①×　15 秒以上 2 分未満を要するものをいう．(p. 124 定義「変動一過性徐脈」参照)

②○　(p. 124「変動一過性徐脈の出現」参照)

③○　(p. 124「変動一過性徐脈の出現」参照)

④○　(p. 126「変動一過性徐脈の出現」参照)

⑤×　Non-REM 期（quiet sleep）にあるときには出現しやすい．(p. 128「One point 胎児生理学」参照)

遷延一過性徐脈

prolonged deceleration

症例❶

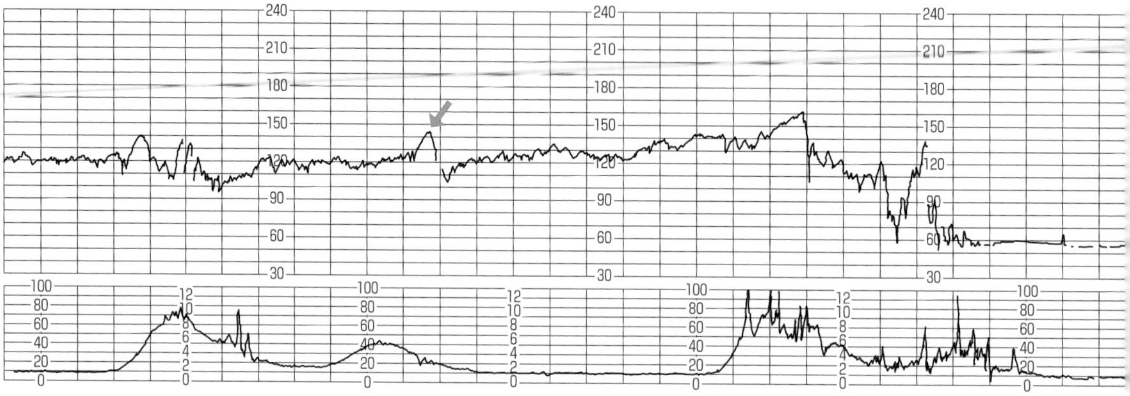

▶ 33歳，2妊0産（自然流産）

▶ 妊娠40週0日，前期破水にて入院，自然陣痛発来

▶ 胎児推定体重：3,330 g

▶ 羊水インデックス（AFI）＝5.0 cm

▶ 内診所見：頭位，子宮口5 cm開大，展退80%

▶ 母体仰臥位にて内測法を用いて胎児心拍数モニタリングを施行（3 cm／分）

※なお，胎児徐脈出現時，母体体位変換を行っている．

Question

問題

この波形から読みとれる所見は？

胎児心拍数モニタリング所見（3 cm／分で記録）は，①心拍数基線：一過性徐脈

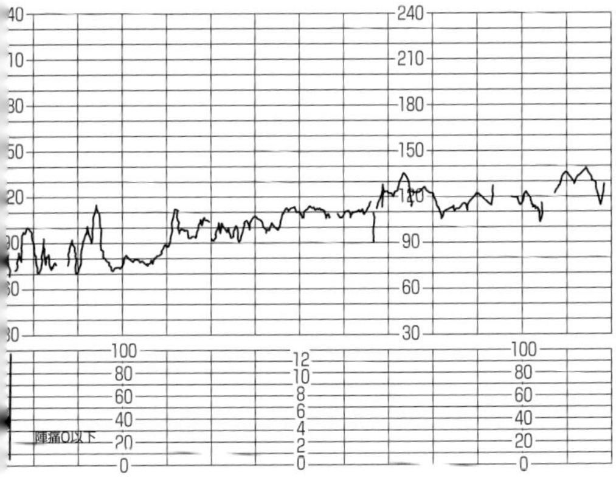

出現前では正常（整）脈（120 bpm），②基線細変動：中等度，③一過性頻脈：遷延一過性徐脈出現前後で認められる，④一過性徐脈：60 bpm まで低下する高度遷延一過性徐脈が約 3 分間持続，⑤子宮収縮：およそ 3 分の陣痛周期で 60〜70 mmHg 程度の子宮収縮を認める．

A nswer
答え

高度遷延一過性徐脈（severe prolonged deceleration）

仰臥位低血圧による高度遷延一過性徐脈と考えられます．遷延一過性徐脈出現前後では，中等度の基線細変動を伴った一過性頻脈を認めます．およそ 4 時間半後に，自然分娩にて 3,450 g の男児を Apgar スコア 7 点→ 9 点で出生．臍帯動脈血 pH 7.27 であり，胎児アシドーシスは認めませんでした．

【参考】症例①の中の矢印は lambda pattern と呼ばれ，一過性頻脈の直後に軽度の徐脈を認めます．lambda pattern は，Aladjem らが最初に報告しました[1]．分娩中に多く見られ，危険なパターンではないとされています．おそらくは，臍帯の軽度の圧迫あるいは伸展が原因と考えられています[2]．

症例❷

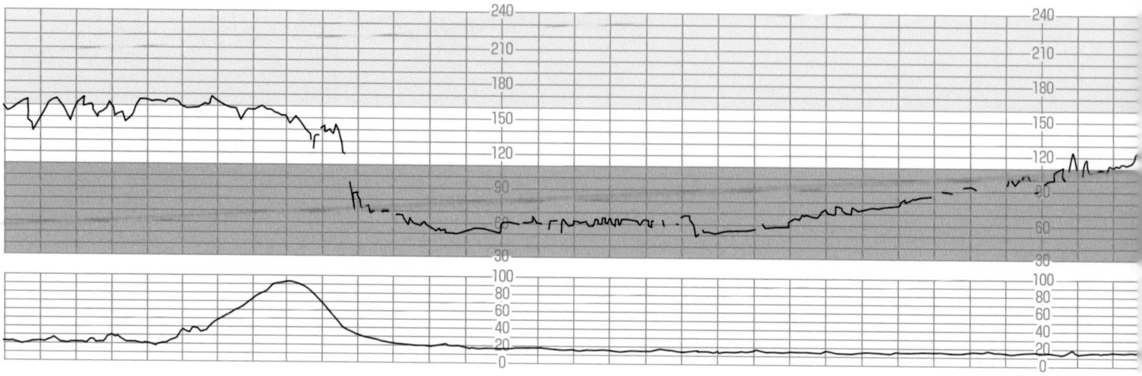

- 33 歳，2 妊 0 産（自然流産）
- 妊娠 37 週 0 日，胎児発育不全の診断にて入院管理中
- 胎児推定体重：1,830 g
- 羊水インデックス（AFI）＝ 5.0 cm
- 内診所見：頭位，子宮口 1 cm 開大，展退 30～40％
- 母体仰臥位にて外測法を用いて胎児心拍数モニタリングを施行（3 cm／分）

  ※なお，胎児徐脈出現時，母体体位変換と母体酸素投与を行っている．

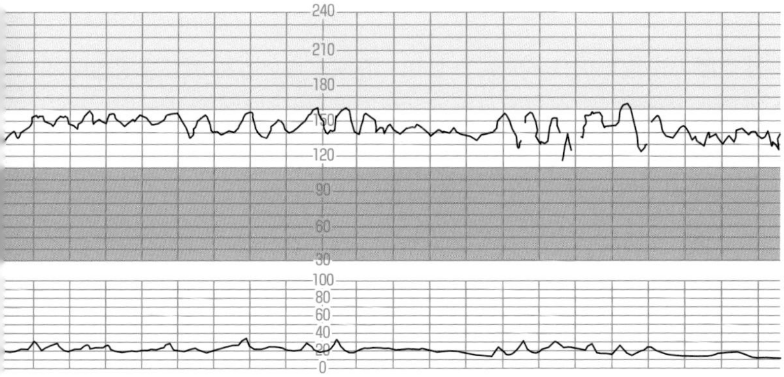

Question
問題

この波形から読みとれる所見は？
一過性徐脈回復後の出現パターンは？

胎児心拍数モニタリング所見（3 cm／分で記録）は，①心拍数基線：遷延一過性徐脈出現前では正常（整）脈（150 bpm），②基線細変動：中等度（遷延一過性徐脈出現後に誇張された基線細変動の増加を認める），③一過性頻脈：遷延一過性徐脈出現前で認められる，④一過性徐脈：50 bpm まで低下する高度遷延一過性徐脈が約 6 分間持続，⑤子宮収縮：規則的な子宮収縮は認めない．

Answer
答え

高度遷延一過性徐脈（severe prolonged deceleration）
サルタトリパターン（saltatory pattern）

高度遷延一過性徐脈と考えられます．遷延一過性徐脈出現前には，中等度の基線細変動を伴った一過性頻脈を認めます．背景に胎児発育不全があり，子宮口開大 1 cm のため帝王切開分娩が選択されました．1,928 g の男児を Apgar スコア 8 点→ 9 点で出生．臍帯動脈血は pH 7.29，pO_2 11 mmHg，pCO_2 62 mmHg でした．

LECTURE

はじめに

遷延一過性徐脈の出現原因は多岐にわたり，心配がないものから急速遂娩を必要とするものまであり，慎重な対応が必要となります．遷延一過性徐脈の出現に至った状態を推測するとともに，回復した後の reassuring な情報（正常基線・基線細変動正常・一過性頻脈の存在）を確認することが大切です．

■定義

遷延一過性徐脈（prolonged deceleration）

遷延一過性徐脈とは，心拍数が基線より 15 bpm 以上低下し，徐脈開始から元に戻るまでの時間が 2 分以上 10 分未満の徐脈と定義されています．一過性徐脈が 10 分以上持続した場合は，基線が変化したものとみなすとされ[3)]，徐脈となります．遷延一過性徐脈の重症度について，2008 年の周産期委員会報告[4)] では，「最下点が 80 bpm 未満」を高度遷延一過性徐脈としています．

また，1995 年の ACOG Technical Bulletin では，“少なくとも 60～90 秒持続する”徐脈とされています．しかし，その徐脈の程度，持続時間，細変動の有無などと胎児の病態との関連が必ずしも明確になっているわけではありませんので，これらの定義はエビデンスに基づく定義とは考えられていません[3)]．

通常，遷延一過性徐脈と記載する場合は，periodic または non-periodic という表現は必要ないとされていますが，心拍数減少の程度，細変動の程度，持続時間を付記することとされています．

サルタトリパターン（増加した細変動≧ 26 bpm）
[基線細変動増加の症例も参考]

1 分間に 3～6 サイクルで 26 bpm 以上の増加した細変動として定義されています[5)]．分娩第 1 期後半から第 2 期に認められることが多く，主に初期の低酸素血症に認められたり，二酸化炭素貯留が原因と考えられています[5)]．

一方で，Cibils は「サルタトリパターン」を 2～4 サイクルで 20 bpm 以上の心拍数変動と定義し，Hon らの marked irregularity に相当すると説明しています[6)]．

表1　遷延一過性徐脈の出現原因

①過強あるいは過長子宮収縮
（hypertonic / prolonged contraction）
②内　診
③児頭頭皮電極装着
④児頭採血
⑤臍帯脱出
⑥母体痙攣
⑦硬膜外・脊椎麻酔
⑧母体仰臥位
⑨胎児中枢神経系奇形
⑩臍帯圧迫
⑪母体呼吸・循環異常
⑫子宮破裂
⑬常位胎盤早期剝離

■臨床的意義

遷延一過性徐脈の出現

遷延一過性徐脈の出現原因は多岐にわたり（**表1**），心配がないものから急速遂娩を必要とするものまであり，慎重な対応が必要となります．

内診時や児頭頭皮電極装着時，急激に分娩が進行した場合などに迷走神経反射として発生する比較的予後良好な例では，通常，数分以内に心拍数は回復します．また，その後に頻脈や細変動減少が認められることはありません．また，胎児中枢神経系奇形が原因となる場合もありますが，その場合，基線細変動の減少が認められます．

「遅発一過性徐脈」の項でも述べましたが，子宮収縮は胎児への一時的な酸素供給を減少させます．たとえば，分娩誘発時のオキシトシン使用は，時として過強・過長子宮収縮を起こし，遷延一過性徐脈を出現させます．この場合，オキシトシン投与を中止して，その後のreassuringな所見を確認する必要があります．さらに，母体仰臥位や硬膜外麻酔・脊椎麻酔による母体低血圧は子宮血流を減少させ，遷延一過性徐脈を起こすことがあります．

臍帯脱出や胎盤早期剝離，子宮破裂といった急激な胎児胎盤循環障害，子癇・てんかんなどの母体痙攣性疾患による呼吸・循環障害なども原因となり得ますが，原因が明らかではない場合は，臍帯圧迫であることが多いといわれています．さらに，日本ではあまり見かけませんが，コカインは血管攣縮により常位胎盤早期剝離を起こし，遷延一過性徐脈や子宮内胎児死亡の原因となることが知られています．

また，高度変動一過性徐脈や遅発一過性徐脈が連続して出現した後に遷延

表2　遷延一過性徐脈出現パターン（細変動と10分以内の徐脈回復）と臍帯動脈血アシドーシス（文献7より一部改変）

	グループ1（128例）	グループ2（40例）	グループ3（9例）	グループ4（9例）
細変動	正　常	正　常	減　少	減　少
徐脈回復	あ　り	な　し	あ　り	な　し
臍帯動脈血pH（平均±SD）	7.17 ± 0.09	7.13 ± 0.15	7.11 ± 0.11	6.83 ± 0.16
pH < 7.0（%）	2	18	44	78
pH < 7.1（%）	22	33	56	89

ここが POINT

遷延一過性徐脈が出現した場合には，子宮血流の改善を図るとともに，出現した後のreassuringな所見（正常基線・基線細変動正常・一過性頻脈の存在）を確認することが大切です．

一過性徐脈に移行する例では，胎児が非常に危険な状態に陥っていると考えてよく，急速遂娩を行わなければなりません．大切なことは，その遷延一過性徐脈が出現した明らかな理由がわかっているのか，徐脈出現直前の胎児心拍数モニタリングがreassuring（①正常基線，②基線細変動正常，③一過性頻脈の存在）かどうか，また，心拍数が回復した後，再びreassuringとなったかどうかです．さらに，遷延一過性徐脈が5分以上継続した場合には，カテコラミンの上昇が起こり，その後，基線細変動の減少を伴う頻脈となることがあるので，注意が必要です．胎児アシドーシスと遷延一過性徐脈との関連性について，Williamsらは，遷延一過性徐脈発生直前の細変動の有無と，徐脈の10分以内の回復が重要であると報告しています（表2）[7]．正常基線細変動で徐脈も10分以内に回復していれば，臍帯動脈血はpH 7.17 ± 0.09であり，7.0未満の症例は2%であったと報告されています[7]．

実際に遷延一過性徐脈の出現をみた場合，胎児心拍数モニタリングの評価をすることはもちろんですが，それと同時に子宮胎盤循環の改善を図る必要があります．まず，母体を側臥位にして両足を高く上げます．そのようにすることによって，数百mLの血液が循環血液として戻って（auto-transfusion），母体血圧が保たれます．また，補液を急速に行い，過強な子宮収縮を認めれば塩酸リトドリンなどの子宮収縮抑制薬の投与を行い，子宮血流量を確保して胎児酸素化を図ります．

サルタトリパターンの出現

サルタトリパターンは，あくまでも，細変動増加の一つのパターンであり，一過性徐脈後の徐脈回復中の二酸化炭素貯留や軽度の低酸素刺激で出現することが多いことを考えれば，少なくとも化学受容体の反応性は認められるため，重度のアシドーシスには陥っておらず，non-reassuringの所見や

One point

胎児生理学

胎児心拍数モニタリングは，仰臥位低血圧症候群（supine hypotensive syndrome）の出現に最も鋭敏な検査といわれています．つまり，母体が気分不快といった低血圧症状が出現する前に，胎児心拍数モニタリングにて遷延一過性徐脈をはじめとした胎児徐脈が出現するということです．また，腰椎麻酔などで母体血圧が急激に低下した場合，子宮血流が減少し，遷延一過性徐脈を認めることがあり，母体血圧低下→子宮血流量減少→胎児酸素化低下→遷延一過性徐脈という図式が成立します．

通常，妊娠満期にかけて子宮血流量は約 700 mL／分まで増量し，総心拍出量の 10% を占めるといわれています．陣痛としての子宮収縮が 50 mmHg 程度の通常内圧であれば，子宮血流量はおよそ 60%まで減少するといわれていますが，子宮血流量がこれ以下にならなければ臍帯血流・胎児循環には影響ないとされています[8]．また，常位胎盤早期剝離症例の観察により，胎盤が 50%働いていると胎児酸素化は可能であるといわれています（常位胎盤早期剝離に過度の子宮収縮が加わってくると，胎児酸素化は減少）．母体の血圧保持が子宮血流の維持，ひいては胎児酸素化に重要であることが理解していただけると思います．

母体血圧は急激に低下しても上昇しても，子宮血流量は減少して，胎児酸素化に影響を与えます．上述したように，腰椎麻酔などで母体血圧が低下した場合，子宮血流量が減少し，胎児酸素化が不十分となることがあります．この場合，血管収縮を起こす昇圧薬は，適切に選ばなければ，子宮血流量にさらに影響を与えることがあります．通常，昇圧薬は塩酸エフェドリンが用いられ，塩酸エフェドリンにより母体血圧が上昇しても子宮血流を減少させないことが実験的に示されています[9]．また，高血圧症例においても，降圧薬を適切に選ばなければ，さらに末梢血管拡張により子宮血流量が減少します．フェニレフリンで誘導された母体高血圧に対して，ニトロプルシドを使用すると母体降圧はできても子宮血流量の改善には至らず，塩酸ヒドララジンを使用すると母体降圧とともに子宮血流の改善も認められると報告されています[10]．

ominous pattern とはいえないと考えられます．過去の論文では，低 Apgar スコア値との関連を示唆しているものもあるようですが，その関係については明確にされていません．

One point 胎児生理学

「胎児心拍数細変動」の項でもお話ししましたように，低酸素血症の初期の胎児心拍数モニタリング上での所見は，基線細変動の増加であることが知られています．また，**症例②**のように，子宮過収縮あるいは臍帯圧迫などにより一過性徐脈となり，胎児血中二酸化炭素増加による呼吸性アシドーシスとなると細変動増加となり，サルタトリパターンとなります．

動物実験では，低酸素血症あるいは呼吸性アシドーシスのどちらの場合であっても，硫酸アトロピン投与により基線細変動増加が抑制されるため，初期低酸素血症や呼吸性アシドーシス（pCO_2の増加）では，化学受容体を介して迷走神経が刺激されるため，基線細変動が増加すると考えられています[11]．

Check 遷延一過性徐脈（prolonged deceleration）

■以下の文章を読み，正しいものに○，間違っているものに×を付けよ．

①遷延一過性徐脈とは，心拍数が基線より30 bpm以上低下し，徐脈開始から元に戻るまで2分以上10分未満の徐脈をいう．
②一過性徐脈が20分以上続いた場合，基線が変化したものとして徐脈とする．
③遷延一過性徐脈は過強（過長）陣痛（子宮収縮）で起こりやすい．
④遷延一過性徐脈は母体が仰臥位のときに起こりやすい．
⑤連続した変動一過性徐脈や遅発一過性徐脈の後に出現した遷延一過性徐脈は回復しやすい．

参考文献

1）Aladjem, S. et al. Fetal heart rate responses to fetal movement. Br. J. Obstet. Gynecol. 84, 1977, 487.
2）Brubaker, K. et al. The lambda fetal heart rate pattern：An assessment of its significance in the intrapartum period. Obstet. Gynecol. 72, 1988, 881-5.
3）岡村州博ほか．胎児心拍数図の用語及び定義検討小委員会報告（日本産科婦人科学会周産期委員会報告：委員長；佐藤章）．日本産科婦人科学会雑誌．55, 2003, 1205-16.
4）日本産科婦人科学会周産期委員会：胎児機能不全の診断基準の作成と検証に関する小委員会報告（委員長；岡井崇）．日本産科婦人科学会雑誌．60, 2008, 1220-1.
5）Parer, JT. “Saltatory pattern”. Handbook of fetal heart rate monitoring. 2nd ed. WB Saunders, 1997, 189-90.
6）Cibils, LA. Clinical significance of fetal heart rate patterns during labor. I. Baseline patterns. Am. J. Obstet. Gynecol. 125, 1976, 290-305.
7）Williams, KP. et al. Fetal heart rate parameters predictive of neonatal outcome in the presence of a prolonged deceleration. Obstet. Gynecol. 100, 2002, 951-4.
8）Brar, HS. et al. Qualitative assessment of maternal uterine and fetal umbilical artery blood flow and resistance in laboring patients by Doppler velocimetry. Am. J. Obstet. Gynecol. 158, 1988, 952-6.
9）Ralston, DH. et al. Effects of equipotent ephedrine, metaraminol, mephentermine and methoxamine on uterine blood flow in pregnant ewe. Anesthesilogy. 40, 1974, 354-70.
10）Ring, G. et al. Comparison of nitropurusside and hydralazine in hypertensive pregnant ewes. Obstet. Gynecol. 50, 1997, 598-602.
11）Ikenoue, T. et al. Effect of acute hypoxemia and respiratory acidosis on the fetal heart rate in monkeys. Am. J. Obstet. Gynecol. 141, 1981, 797-806.

Check 答

①×　心拍数が基線より15 bpm以上低下した場合（p.134 定義「遷延一過性徐脈」参照）
②×　一過性徐脈が10分以上続いた場合を基線が変化したものとして「徐脈」とする．（p.134 定義「遷延一過性徐脈」参照）
③○　（p.135「遷延一過性徐脈の出現」および表1参照）
④○　（p.135「遷延一過性徐脈の出現」および表1参照）
⑤×　連続した変動一過性徐脈や遅発一過性徐脈の後に出現した遷延一過性徐脈は，胎児が非常に危険な状態に陥っていることが多く，そのまま徐脈になることもあり，急速遂娩を行わなくてはならない．（p.135-136「遷延一過性徐脈の出現」参照）

第4章

その他の症例

サイナソイダルパターン

sinusoidal pattern

症例❶

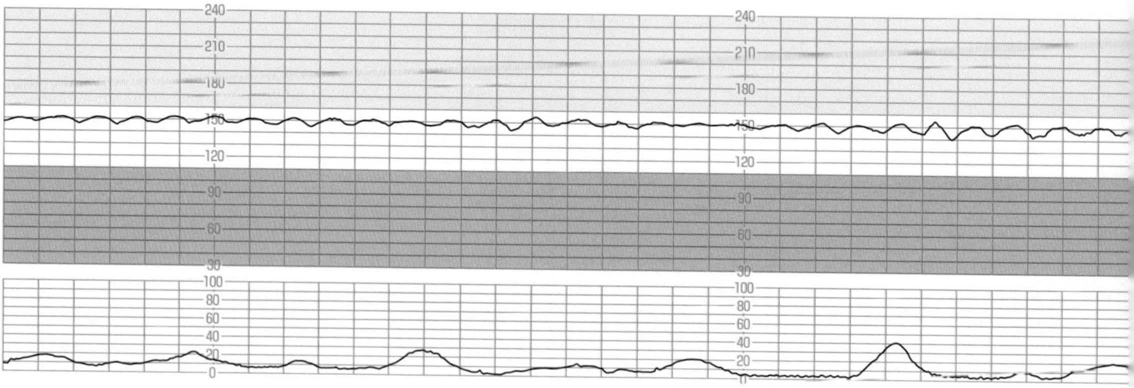

▶ 23歳，1妊0産，B型Rh（+），間接クームス試験：陰性

▶ 妊娠36週2日　妊婦健診異常なし，胎児推定体重：2,320 g，
NST：reactive，羊水インデックス（AFI）= 9.0 cm

▶ 妊娠38週2日　胎動の減少を主訴に来院．血圧116／76 mmHg，
尿蛋白(−)，胎児推定体重：2,700 g，羊水インデックス(AFI) = 18.0 cm，
胎児腹水・胎児胸水なし（上記モニタリング提示）

▶ 内診所見：頭位，子宮口閉鎖

▶ 胎児心拍数モニタリングは外測法を施行（3 cm／分）

Question
問題

この波形から読みとれる所見は？　どのような胎児状態が推測されるか？

胎児心拍数モニタリング所見（3 cm／分で記録）は，心拍数基線ははっきりとは

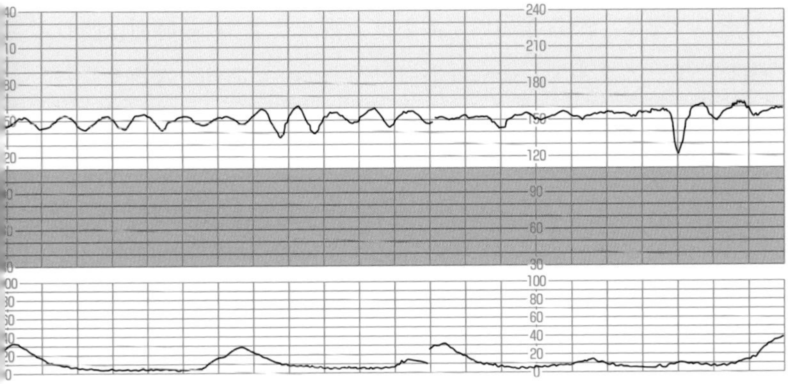

取れないが，145〜150 bpm 程度と思われる．また，一過性徐脈や基線細変動は，このモニタリングの範囲内には認められない．振幅 5〜10 bpm，1 分当たり約 3 サイクルのサイン曲線様の規則的な心拍数変動が認められる．

A nswer
答え

サイナソイダルパターン（sinusoidal pattern）

妊娠満期であり，サイナソイダルパターンと判断したため，胎児機能不全の診断にて緊急帝王切開術が施行されました．2,540 g の男児を Apgar スコア 2 点→ 5 点で出生．臍帯動脈血 pH 7.00，臍帯静脈では Hct 12.0%，Hb 3.8 g／dL と重度貧血を認めました．また，母体血液を用いて Kleihauer Betke test（acid elusion test）※を行ったところ，母体血中に胎児赤血球が同定され，約 152 mL の母児間輸血症候群・経胎盤出血（fetomaternal transfusion syndrome・transplacental hemorrhage）が起こったものと推測されました．

※ Kleihauer Betke test：胎児赤血球膜が酸に対して安定しているという性質を利用して，胎児赤血球を同定する検査です．成人赤血球は pH 3.3 の酸性溶液によりヘモグロビンが溶出しますが，胎児赤血球では溶出は起こりません[1]．

ここが POINT

サイナソイダルパターンは，細変動の消失と“つるっとしたサイン曲線”がポイントです．日本ではRh陰性が少ないため，そのほとんどは，母児間輸血症候群による胎児貧血が出現原因と考えられます．妊娠満期に近い妊婦が胎動減少を主訴に来院したら，要注意です．

■定義

サイナソイダルパターン（sinusoidal pattern）：Modanlouの定義

サイナソイダルパターンとは，心拍数曲線が規則的で滑らかなサイン曲線を示すものをいいます．2003年の周産期委員会報告では，持続時間は問わず，1分間に2～6サイクルで，振幅は平均5～15 bpmであり，大きくても35 bpm以下の波形を称する[2)]とされていました．サイナソイダルパターンとした場合は，周波数，振幅，細変動の有無とともに，持続時間を記載します．

一般的には，1982年にModanlouとFreemanが提唱した定義[3)]が基になっています．この定義では，①心拍数基線が正常脈，②振幅が5～15 bpm，③周波数が2～5サイクル／分，④STV（short term variability）が消失または固定，⑤基線を中心としたサイン曲線である，⑥正常な基線細変動あるいは一過性頻脈の部分が認められない，とされています．2010年の周産期委員会報告では[4)]，サイナソイダルパターンについて，①持続時間が10分以上（2008年のNICHDの定義では20分以上），②滑らかなサインカーブとはshort term variabilityが消失あるいは著しく減少している，③一過性頻脈を伴わない，ということが追加されています．

参考に，**症例②**を挙げます．妊娠39週の前期破水症例の分娩誘発中に出現した胎児心拍数モニタリングです．①心拍数基線は正常脈，②振幅は10～15 bpm，③周波数は5サイクル／分程度であり，一見するとサイナソイダルパターンのようにも見えますが，**症例①**と比較すると，よくわかります．サイン曲線（つるっとした曲線）とはいえず，non-REM期（quiet sleep）に出現した基線細変動と考えられます．この場合，振動音響刺激（VAS）などにより胎児を刺激して，REM期（active sleep）に変えてみて一過性頻脈の出現を確認することが大切です．

症例③は，分娩経過中に出現したサイナソイダルパターンです．

妊娠34週の妊娠高血圧症候群症例で，分娩誘発中に常位胎盤早期剝離を発症し，分娩経過中に出現したサイナソイダルパターンを提示します．帝王切開も考慮されましたが，分娩進行が早かったため自然分娩となりました．

症例④は特に合併症がない経過良好例でのサイナソイダル様パターンです．子宮収縮に伴って変動一過性徐脈を認めます．この直後に吸引分娩となりましたが，新生児仮死や貧血もなく経過良好でした．発現機序は不明です．

症例❷

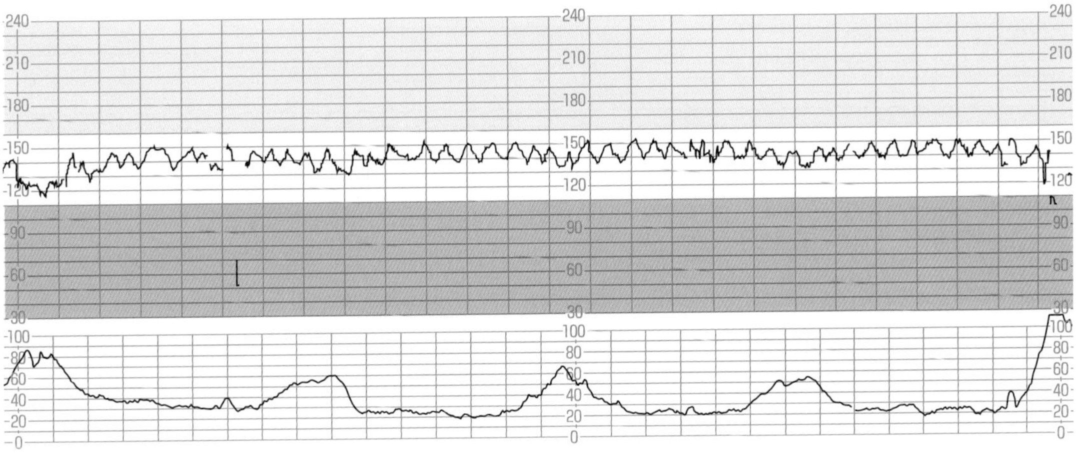

表1　サイナソイダルパターンの出現原因[5]

1. 血液型不適合妊娠による胎児重症貧血
2. 大量の母児間輸血症候群（fetomaternal transfusion syndrome）
3. 双胎間輸血症候群（twin-to-twin transfusion syndrome）
4. 前置血管（vesa previa）出血
5. 外傷による胎児出血
6. 胎児頭蓋内出血
7. 胎児重症無酸素症
8. その他（新生児低酸素症，先天性水頭症，腹壁破裂，母体人工心肺作動時）

■臨床的意義

サイナソイダルパターンの出現

サイナソイダルパターンは，Rh 不適合妊娠による胎児貧血で出現することが広く知られています．しかし，日本では Rh（－）血液型（D 抗原陰性）が約 0.5％と少ないこと，さらに抗 D ヒト免疫グロブリンの普及により，抗 D 抗体陽性の妊婦が少なくなり，Rh 不適合妊娠による胎児貧血は，ほとんどなくなりました．

サイナソイダルパターンは，死亡直前の胎児や絨毛膜羊膜炎症例で出現したり，さらにはメペリジン，モルヒネ，アルファプロジン，ブトルファノールなどの中枢神経系に作用する薬剤の投与により出現することも報告されています[5]．サイナソイダルパターンの出現原因と考えられている病態を，**表1**に挙げます[5]．サイナソイダルパターンは，non-reassuring fetal status（胎児機能不全）を示唆する所見であり，急速遂娩を行わなくてはなりませ

症例❸

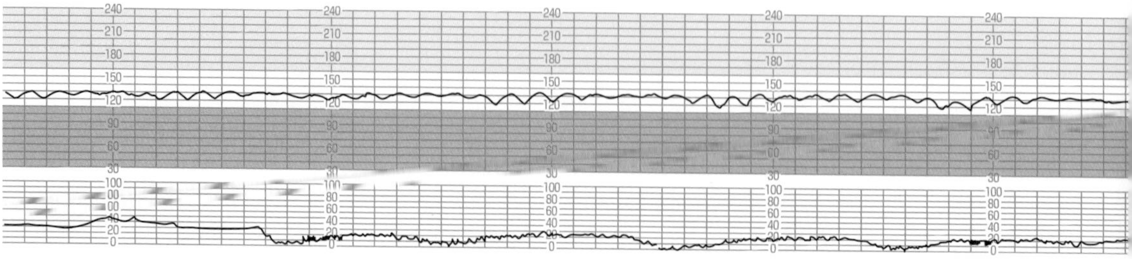

分娩経過中に出現したサイナソイダルパターン（妊娠 34 週，常位胎盤早期剝離症例）

●２妊１産（前回妊娠 39 週自然分娩）

●妊娠 34 週０日　妊娠高血圧症候群の診断にて分娩誘発．子宮口開大 2〜3 cm，展退 40％

症例❹

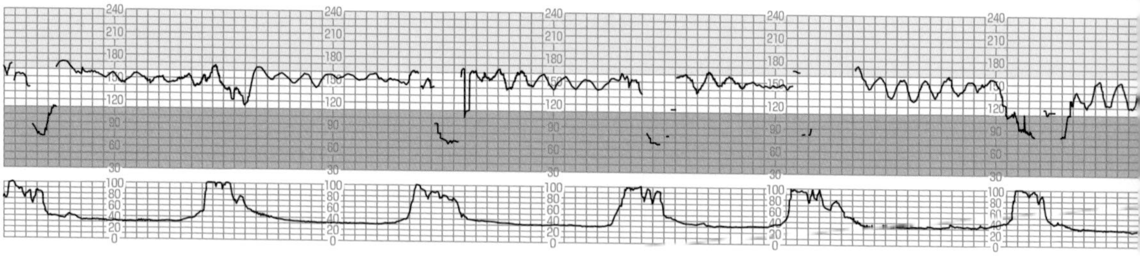

40 歳台　２妊０産．妊娠 37 週２日　前期破水にて入院．頭位　子宮口全開大 児頭位置 ±3

吸引分娩にて出生．児体重：2,944 g　Apgar スコア９点→９点

臍帯動脈血 pH 7.306，pO_2 22.4 mmHg，pCO_2 41.4 mmHg，BE −5.2 mmol/L，Hb: 15.5 g/dL

ん．

前述しましたように，日本では Rh 不適合妊娠による胎児貧血はほとんどみられないため，サイナソイダルパターンを認めるのは本症例のような母児間輸血症候群による胎児貧血や胎児死亡直前の症例がほとんどです．母児間輸血症候群は外傷によって起こることが多いのですが，その他，絨毛採取，羊水穿刺，骨盤位の外回転術，胎盤用手剝離，常位胎盤早期剝離や前置胎盤などの出血性疾患で認められます．しかし，約 80％は原因不明といわれており，妊娠満期に近い妊婦が「胎動の減少」を自覚して来院することが多いようです．その他，前置血管破裂などの急激な胎児出血でも起こり得ます．Bowman らによると，全妊婦の 75％に経胎盤出血を認め，そのうち 60％は出血量 0.1 mL 以下ですが，1％は 5 mL を超え，0.25％は 30 mL を超えると

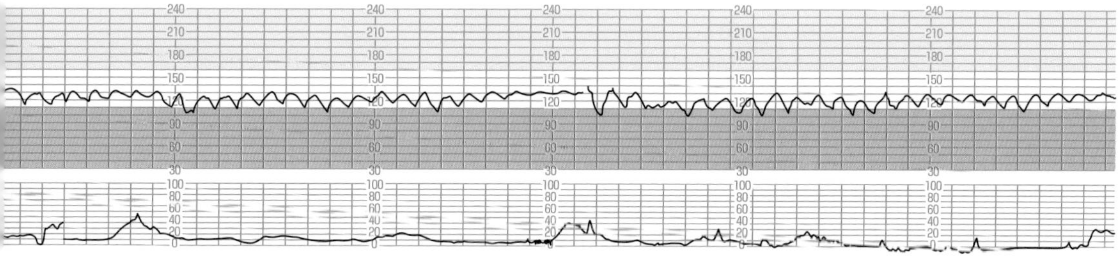

●経過：自然分娩，出生時体重 2,134 g，Apgar スコア 3 点→8 点
●臍帯動脈血 pH 7.29，pCO_2 43.4 mmHg，pO_2 9.0 mmHg

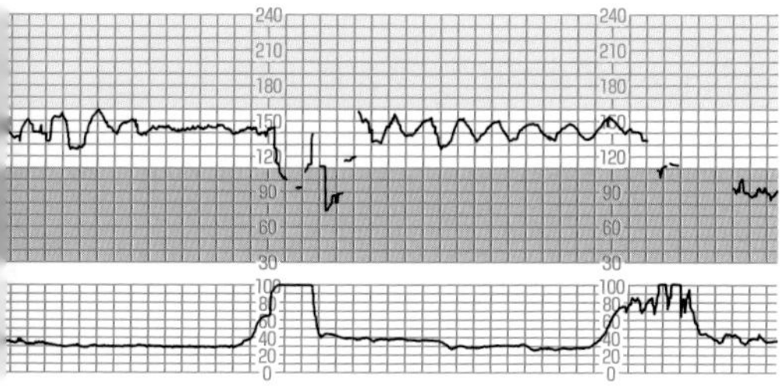

報告されています[6]．また，妊娠週数が進むにつれて，その頻度および出血量が増加するといわれ，妊娠中期では 5〜15％の妊婦に 0.1 mL 以下の経胎盤出血が起こっていますが，妊娠後期になると 45％に認められるようになり，経胎盤出血の量も増加すると報告されています[6]．さらに，80 mL を超える経胎盤出血を認めると，その約 50％が周産期死亡となると報告されています[7]．

サイナソイダルパターンの発現機序

1985 年，Murata らは，ヒツジ胎仔を用いて硫酸アトロピンにより副交感神経を遮断した後，アルギニンバソプレシン（AVP）を投与し，サイナソイダルパターンを実験的につくることに成功しました[8]．さらに，慢性ヒツ

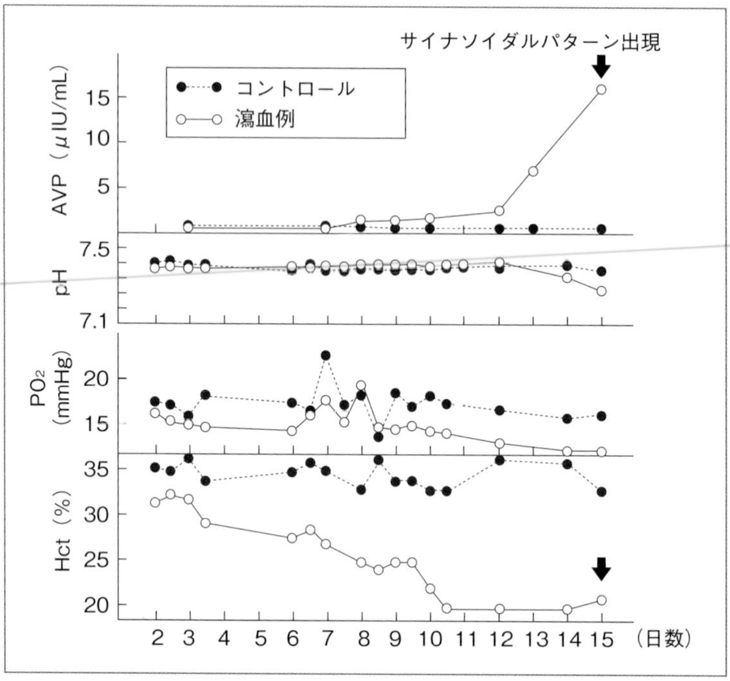

図1　ヒツジ胎仔における瀉血によるサイナソイダルパターン出現（瀉血量は 10 mL／日）（文献8より一部改変）

ジ胎仔実験モデルを用いた実験で，ヒツジ胎仔静脈から毎日 10 mL ずつ瀉血していき，ヘマトクリット値が 20％以下となった 14 日後に，胎仔血中 AVP の上昇と軽度のアシドーシスとともに，サイナソイダルパターンが出現することも報告しました（**図1**）[8]．これらの結果によると，薬剤や低酸素血症，あるいはアシドーシスによって，中枢神経や自律神経系が抑制された状態で，さらに胎児 AVP が上昇するような環境になれば，胎児心拍数モニタリングにてサイナソイダルパターンが出現すると考えられます．前述しましたが，Rh 不適合妊娠や母児間輸血症候群による胎児貧血，胎児低酸素血症やアシドーシスでは胎児血中 AVP が上昇することが知られており，中枢神経や自律神経系の抑制と高 AVP 血症がサイナソイダルパターンの出現に強く関与していることが理解できます．

One point

胎児生理学

サイナソイダルパターンは突然持続的に出現するのではなく，持続的に出現する前に胎児が non-REM 期（quiet sleep）にあるときに出現し始め，出現後も non-REM 期に出現しやすく，REM 期（active sleep）では出現しにくいといわれ，intermittent sinusoidal heart rate pattern と呼ばれています[9]．non-REM 期では，REM 期に比べ，副交感神経の緊張（vagal tone）が低いためと考えられています．さらに AVP の濃度が高くなるにつれてサイナソイダルパターンの振幅が大きくなり，出現時間も長くなると報告されています[9]．

これまでに述べてきた胎児の病的状態以外にも，生理的な変化によってサイナソイダルパターンが出現することが知られています[5]．胎児の吸啜運動（図 2）[10] や呼吸様運動といった生理的動作によってもサイナソイダルパターンは出現することはありますが，“intermittent sinusoidal heart rate pattern”であり，必ずその後には，細変動が認められる reactive phase が現れます．

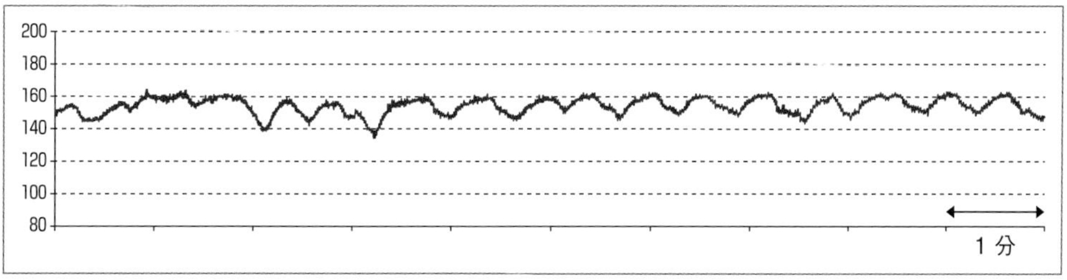

図 2　吸啜運動中に認められたサイナソイダル様パターン（文献 10 より作成）

Check

サイナソイダルパターン（sinusoidal pattern）

■以下の文章を読み，正しいものに○，間違っているものに×を付けよ．

①サイナソイダルパターンでは，通常，正常な基線細変動と一過性頻脈は認めない．
②サイナソイダルパターンは胎児貧血で認めることが多い．
③本邦では胎児貧血の原因として，血液型不適合妊娠が多い．
④サイナソイダルパターンを認めた場合，急速遂娩の適応となる．
⑤胎児貧血の臨床症状として，胎動減少を認めることがある．

参考文献

1）藤森敬也ほか．経胎盤出血による胎児貧血が原因と考えられた巨大胎盤の1例．日本産科婦人科学会雑誌．43, 1991, 669-72.

2）岡村州博ほか．胎児心拍数図の用語及び定義検討小委員会報告（日本産科婦人科学会周産期委員会報告：委員長；佐藤章）．日本産科婦人科学会雑誌．55, 2003, 1205-16.

3）Modanlou, HD. et al. Sinusoidal fetal heart rate pattern:Its definition and clinical significance. Am. J. Obstet. Gynecol. 142, 1982, 1033-7.

4）日本産科婦人科学会周産期委員会．委員会提案．胎児心拍数波形の分類に基づく分娩時胎児管理の指針（2010年版）．日本産科婦人科学会雑誌．62,2010,2068-73.

5）Modanlou, HD, Murata, Y. Sinusoidal heart rate pattern:Reappraisal of its definition and clinical significance. J. Obstet. Gynaecol. Res. 30, 2004, 169-80.

6）Bowman, JM. et al. Fetomaternal transplacental hemorrhage during pregnancy and after delivery. Vox Sang. 31, 1986, 117.

7）De Almedia, V. et al. Massive fetomaternal hemorrhage: Manitoba experience. Obstet. Gynecol. 83, 1994, 323-8.

8）Murata, Y. et al. Experimentally produced sinusoidal fetal heart rate pattern in the chronically instrumented fetal lambs. Am. J. Obstet. Gynecol. 153, 1985, 693-702.

9）Ninomiya, Y, et al. Intermittent sinusoidal heart rate pattern in vagotomized fetal lambs. Am. J. Obstet. Gynecol. 168, 1993, 731-5.

10）van Woweden, EE., van Geijn. HP. “Heart-rate patterns and fetal movement”. Fetal Behaviour Developmental and Perinatal Aspects. Nijhuis, JG. ed. Oxford, Oxford University Press, 1992, 41-56.

Check 答

①○　（p.142 定義「サイナソイダルパターン」参照）

②○　（p.143「サイナソイダルパターンの出現」参照）

③×　本邦では，母児間輸血症候群が多い．（p.143「サイナソイダルパターンの出現」参照）

④○　（p.143「サイナソイダルパターンの出現」参照）

⑤○　（p.142「ここが Point」参照）

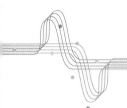

珍しい症例

症例❶

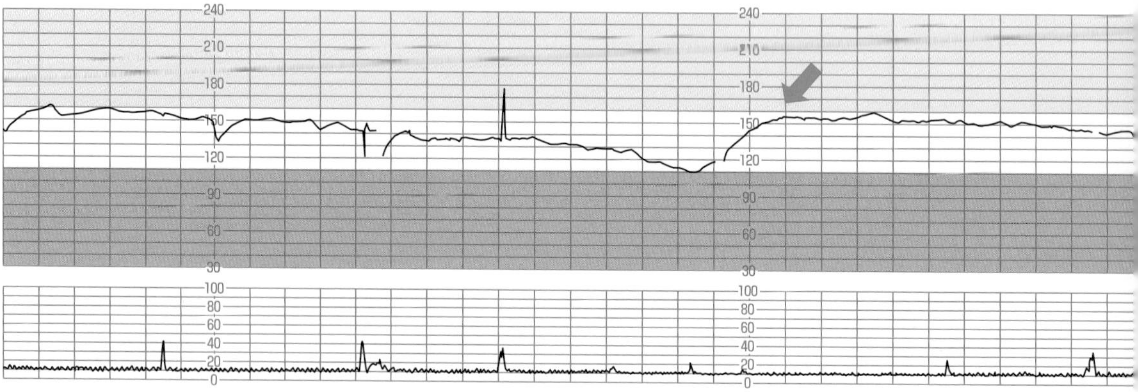

- 38 歳，2 妊 1 産（満期自然分娩）
- 妊娠 15 週で施行された羊水穿刺による胎児染色体分析は正常核型
- 妊娠 28 週 5 日，高度胎児発育不全の診断にて紹介入院中
- 胎児推定体重：580 g（－ 4.2 SD）
- Biophysical profile：筋緊張（＋），胎動（－），胎児呼吸様運動（－）
- 羊水インデックス（AFI）＝ 5.6 cm
- 臍帯動脈ドプラ波形にて拡張期逆流を認める
- 母体仰臥位にて外測法を用いて胎児心拍数モニタリングを施行（3 cm／分）

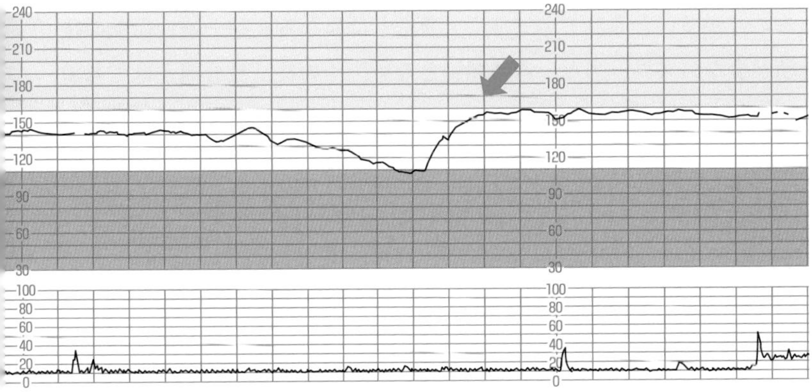

Question
問題

この波形から読みとれる所見は？　矢印のパターンを何と呼ぶか？

胎児心拍数モニタリング所見（3 cm／分で記録）は，①心拍数基線：一過性徐脈出現前では正常（整）脈（140 bpm），②基線細変動：妊娠週数が 28 週であるため評価が難しい（減少），③一過性徐脈：105 bpm まで低下する一過性徐脈を認め，その後心拍数基線の増加が認められ，ゆっくり徐脈前の基線まで減少している，④子宮収縮：規則的な子宮収縮は認めない．

Answer
答え

Non-reassuring FHR，オーバーシュート（Overshoot〈➡〉）

一過性徐脈と考えられます．子宮収縮との関係がはっきりしません．

連続する一過性徐脈を認めるため，non-reassuring fetal status と診断します．

妊娠週数は 28 週ですが，高度胎児発育不全および臍帯動脈ドプラ波形にて拡張期逆流を認めたため，帝王切開分娩が選択されました．532 g の男児を Apgar スコア 3 点→ 8 点で出生．臍帯動脈血 pH 7.20 でした．

■臨床的意義

オーバーシュート（overshoot）の出現

オーバーシュートが出現することは比較的まれで，中枢神経系異常の胎児に認めることが多いとされています[1]．通常とは異なる変動一過性徐脈の後に細変動が少ないスムーズな一過性頻脈となり，その後，数分間かけて基線まで戻ることを特徴とします[1]．

One point 胎児生理学

変動一過性徐脈における徐脈出現前後の一過性頻脈（shoulder）と，本症例のような overshoot とは，その出現機序が異なっていると考えられています（図）．変動一過性徐脈の shoulder は臍帯静脈圧迫→静脈還流減少→心拍出量減少→頻脈という反射で起こるため一過性ですが（p.124「変動一過性徐脈」の項参照），overshoot は，徐脈というストレスにより分泌されたカテコラミンのβ作用が，徐脈回復後に表に出るために頻脈となると考えられています．その後カテコラミンは，胎盤に多量に存在するモノアミンオキシダーゼ（MAO）によりゆっくり代謝されるため，頻脈は徐々に基線に戻ってきます．

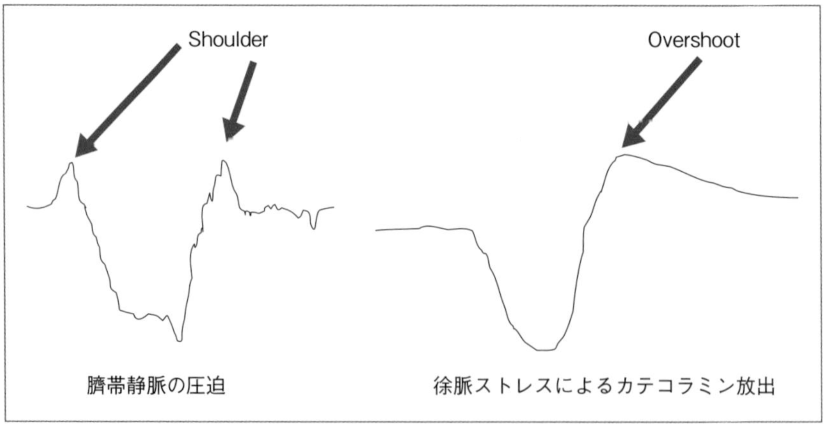

図　Shoulder と Overshoot の違い

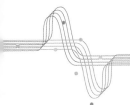

症例❷

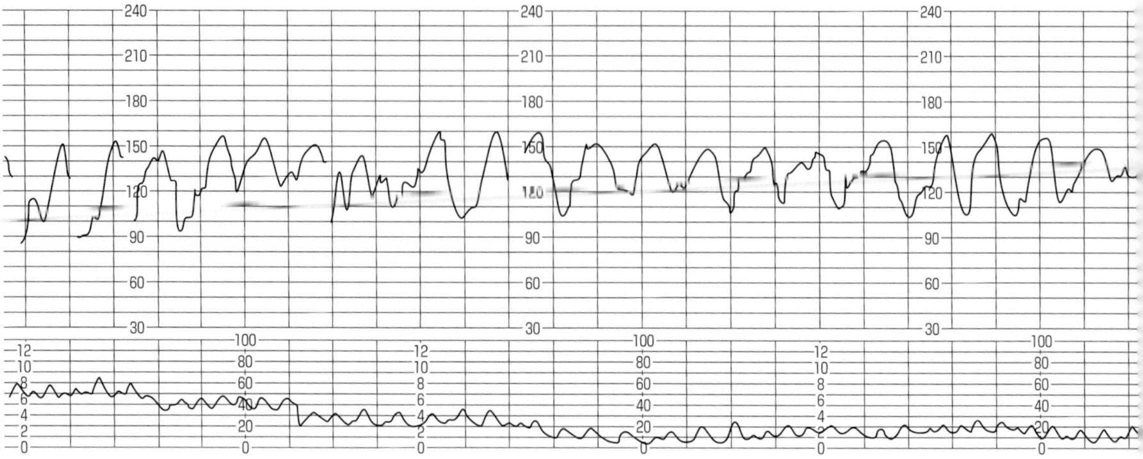

▶ 20歳台　X妊1産

▶ 妊娠41週X日

▶ 胎児推定体重：2,840 g

▶ 羊水インデックス（AFI）＝ 16.0 cm

▶ 内診所見：頭位，子宮口5 cm開大

▶ 胎児心拍数モニタリングは外測法（3 cm／分）

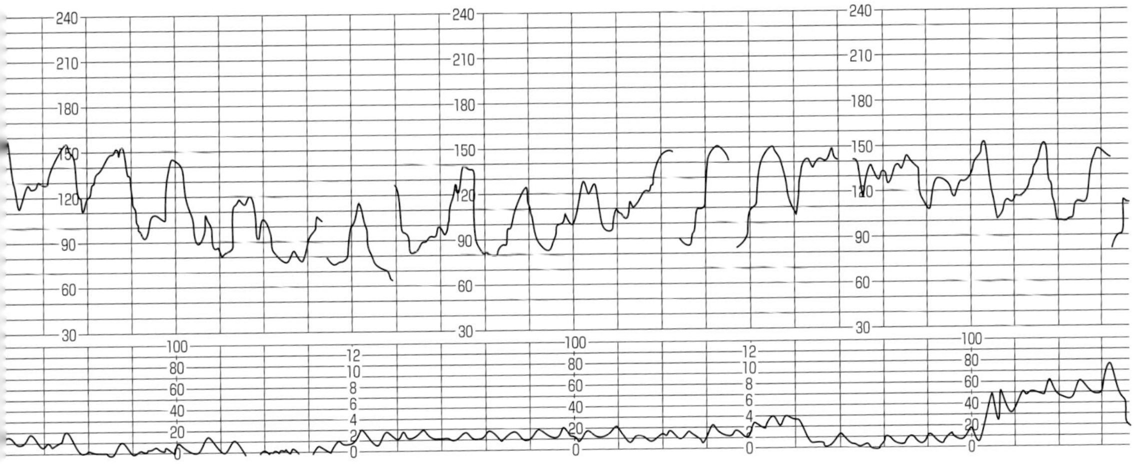

Question 問題

この波形から読みとれる所見は？

振幅が 30～60 bpm のサイナソイダルパターンとも考えられるが，滑らかなサインカーブというよりは，心拍数の低下が急激で回復が比較的緩やかな徐脈である（下図）.

Answer 答え

Check mark pattern variant[1] あるいは sawtooth pattern[2] と考えられます.

約 1 時間後，帝王切開にて 2,9XXg の児を Apgar スコア 1 点→ 1 点で出生．臍帯動脈血ガス未測定．その後，児は脳性麻痺と診断されました.

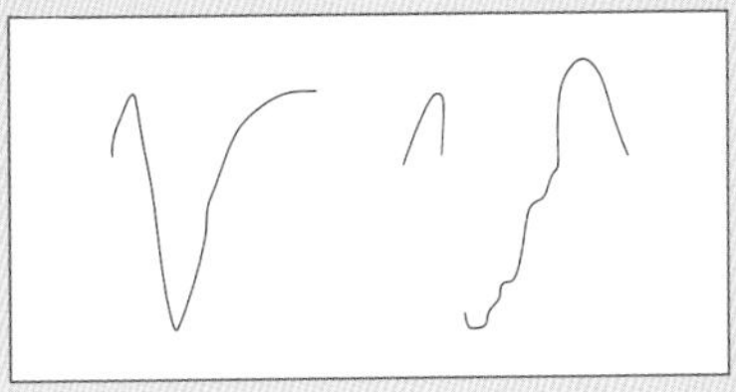

■臨床的意義

チェックマークパターン（Checkmark pattern）の出現

一般に使用される用語ではありませんが，子宮内胎児の痙攣もしくは，あえぎ呼吸（gasping）を表すと考えられる予後不良のパターンとして報告されています[3]．**症例③**として文献3で挙げられているチェックマークパターンを呈示します．**症例②**と比較してみてください．

症例❸

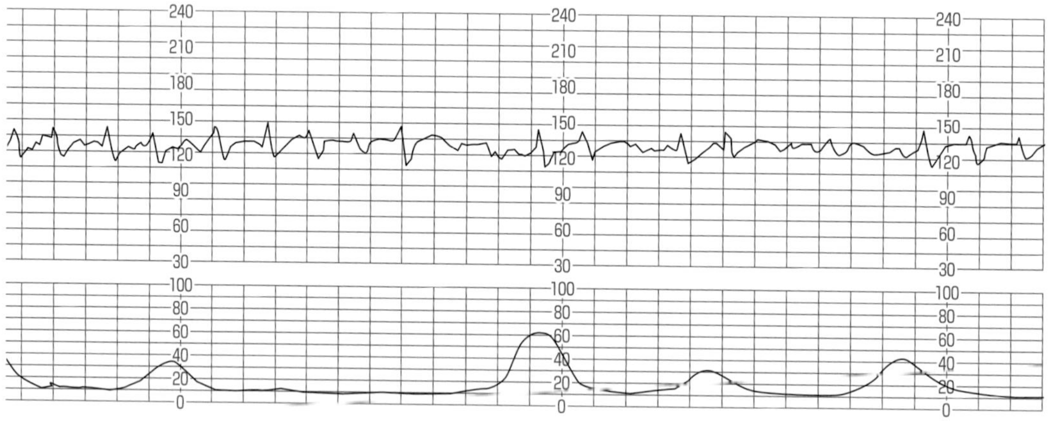

妊娠41週に，4回の子癇発作と心肺停止を起こし，4時間後に母体搬送となった．入院時，血圧170／100 mmHg，尿蛋白（3+）．胸部X線にて肺水腫を認め，母体動脈血 pO_2 50 mmHg．硫酸マグネシウム投与後，人工破膜を行い，オキシトシンによる分娩誘発開始．胎児心拍数モニタリングは内測法を施行（3 cm／分）．

人工破膜の5時間後に自然分娩にて出生．3,200 g，Apgarスコア1点→5点．臍帯動脈血 pH 7.25．自発呼吸は認められず，挿管され人工呼吸器管理となる．分娩5日後に施行された脳波検査で，脳死と診断された．

（参考文献3より）

サイナソイダルパターンや pseud sinusoidal pattern と混同されるパターンとして，Sawtooth（のこぎり歯）fetal heart rate pattern が最近，報告[2]されています（**症例④**）．このSawtooth pattern は中枢神経障害を示す心拍数波形として報告され，①3〜5サイクルの鋸歯状のシャープな変動，②振幅＞20 bpm，③心拍数基線が不確定，と定義されています．**症例②**もこの Sawtooth pattern の定義に合致し，Sawtooth pattern とも言えるかもしれません．Sawtooth pattern はシャープな変動で振幅＞20 bpm，サイナソイダルパターンはスムーズな変動で振幅を10〜15 bpm としているところで異なるとされています[2]．

症例❹

Sawtooth fetal heart rate pattern（文献2より作成）

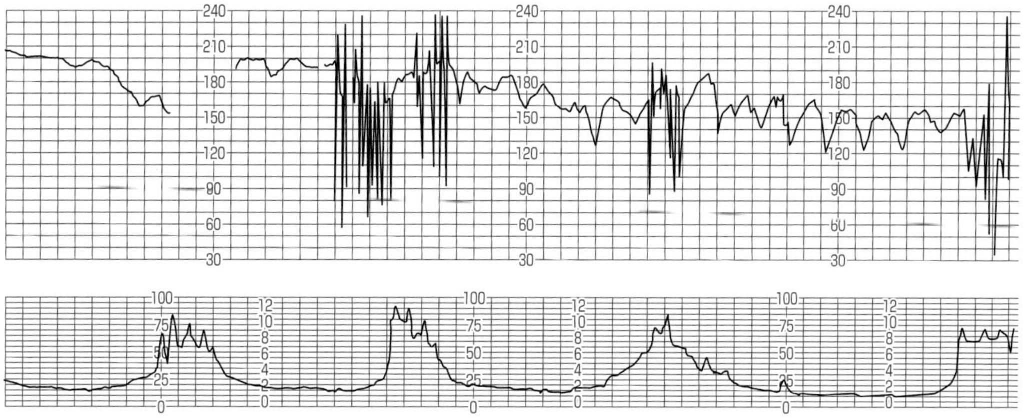

One point

胎児生理学

われわれは，ヒツジ胎仔が子宮内胎児死亡を起こす直前の，あえぎ呼吸（gasping）（図の気管内圧が陰圧となっている部分）を伴うこのチェックマークパターンの出現を報告しました（図）[4)]．あえぎ呼吸（gasping）は，成人でも死亡直前時など血中二酸化炭素が増加しているときに出現します．

一般に，呼吸性不整脈は，吸気時に肺の伸展受容器が刺激され，迷走神経を通じて延髄の心臓抑制中枢を抑制し，心臓への迷走神経遠心路刺激が減少するため心拍数が増加すると考えられています．しかし，吸気時には胸腔内が陰圧になることによって静脈還流が増加し，血圧が上昇することにより徐脈となることもありますが，これは位相がずれるため，実際には呼気時となる場合が多いと考えられています．

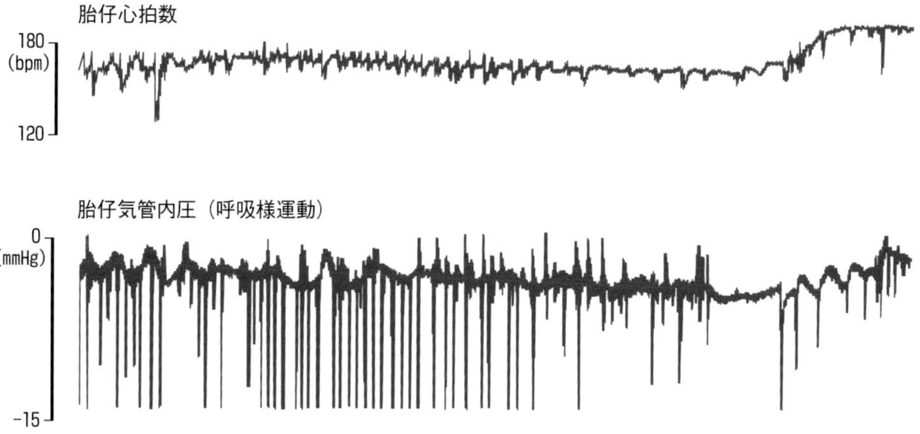

図　Gasping 様異常胎仔呼吸様運動に伴う Checkmark pattern（文献4より作成）
pH 7.16，pCO_2 36.1 mmHg，pO_2 9.1 mmHg，BE −15.3 mmol/L.

症例❺

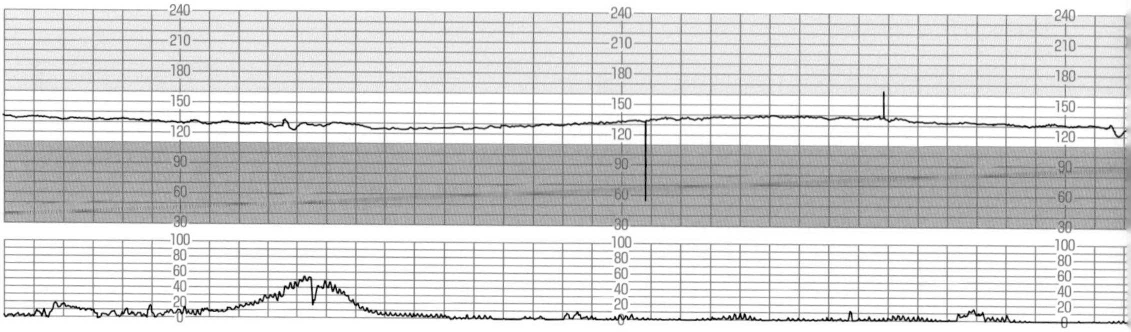

- 31 歳，2 妊 1 産（骨盤位にて選択的帝王切開分娩）
- 妊娠 34 週 2 日，里帰り分娩であったが，羊水過多を認め，当科紹介
- 胎児推定体重：2,430 g
- 羊水インデックス（AFI）＝ 30.0 cm
- 子宮収縮と子宮頸管長短縮（10 mm）を認め，切迫早産の診断にて入院
- リトドリン塩酸塩の静脈投与後，子宮収縮は軽快．3 日後に胎児心拍数モニタリングを施行した．
- 胎児心拍数モニタリングは外測法を施行（3 cm／分）

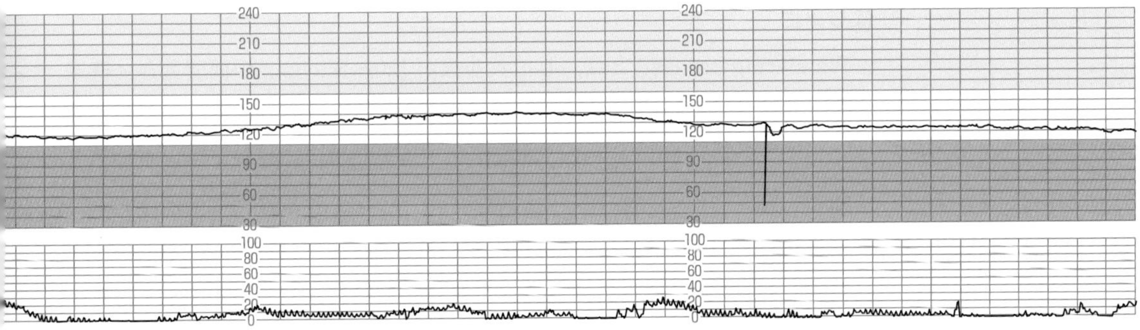

Question
問題

この波形から読みとれる所見は？

胎児心拍数モニタリング所見（3 cm／分で記録）は，①心拍数基線：120～140 bpm を行き来し，2 分以上続く安定した基線は取れず，不確定である（p.66「胎児心拍数基線」の項参照），②基線細変動：細変動減少～消失，③一過性頻脈：認めない，④一過性徐脈：子宮収縮後に遅発一過性徐脈の出現とも見えるが，心拍数基線が不確定であること，さらに，回復までに 2 分を大きく超える時間がかかっていることより，心拍数基線が大きく変動しているものと考えられる，⑤子宮収縮：外測法にて測定，不規則な子宮収縮を認める．

Answer
答え

Non-reassuring fetal status
Wandering baseline（unstable baseline）

Non-reassuring fetal status の診断にて，緊急帝王切開術が施行されました．2,202 g の女児を Apgar スコア 1 点→ 1 点で出生．臍帯動脈血 pH 6.80，Hb 4.1 g／dL，Hct 13.9％でした．

はじめに

Wandering baselineとは，心拍数基線が120〜160 bpmの間で動き，確定できない場合をいいます[1]．“Wandering”は“さまよい歩く”や“曲がりくねった”という意味ですが，本症例の心拍数基線は，まさに不安定でさまよっています．

本症例は，分娩後ではありましたが，母体血によるKleihauer Betke test（p.141「サイナソイダルパターン」の項参照）にて，約150 mLの経胎盤出血が確認され，重度の胎児貧血による組織低酸素症からアシドーシスになったと考えられました．

■臨床的意義

Wandering baselineの出現

Wandering baselineは非常に珍しい胎児心拍数モニタリングであり，ほとんど見かけません．心拍数細変動も，消失あるいは減少し，胎児状態は非常に悪く，中枢神経系の異常をもった児や子宮内胎児死亡となる前に出現するといわれています[1]．

胎児中枢神経異常と胎児心拍数モニタリング

最後に，胎児心拍数モニタリングパターンと低酸素症・中枢神経系異常との関係について，**表1**に示します．珍しいといわれている胎児心拍数モニタリングパターンは，中枢神経系の異常をもった児や，悪化した子宮内環境に長期間おかれ，低酸素性脳障害をもつと考えられる児に多く認められます．

症例⑥は，胎児血小板減少症による頭蓋内出血例で，中枢神経系に異常を認めた症例[5]です．子宮収縮が明らかではなく，パターンは変動一過性徐脈ですが，細変動も減少し，徐脈前後の一過性頻脈様の部分も臍帯圧迫によるいわゆるshoulderではなく，overshootのようです．中枢神経障害による“blunted pattern”（blunted variable decelerations）と呼ばれています．

表1　胎児心拍数モニタリングパターンと低酸素症・中枢神経系異常との関係
（文献1より一部著者改変）

	低酸素症（中枢神経系異常なし）（アシドーシスなし）	中枢神経系異常（低酸素症なし）（アシドーシスなし）	中枢神経系異常（低酸素症あり）（アシドーシスあり）
遅発一過性徐脈	○	×	○
変動一過性徐脈	○	○	○
細変動の減少	×	○	○
blunted pattern	×	○	○
一過性頻脈（児頭刺激）	○	×	×
unstable baseline	×	○	○
サイナソイダルパターン	×	○	○
check mark pattern	×	○	○

症例❻

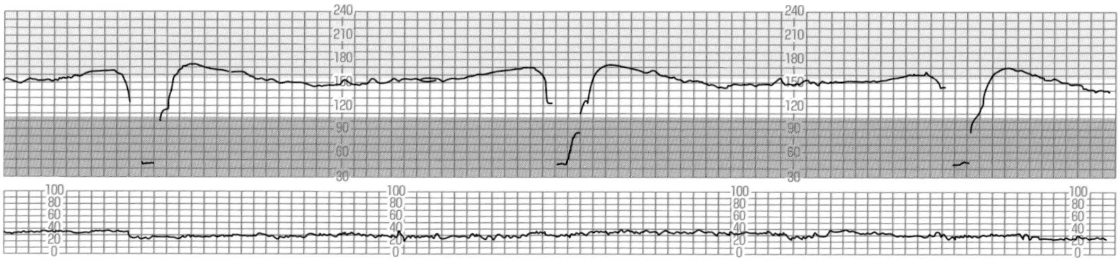

中枢神経系に異常を認めた症例（胎児血小板減少症による頭蓋内出血）（文献5より）
2X歳　X妊0産　妊娠36週X日．帝王切開にて3,020gの児をApgarスコア1点→1点で出生．
臍帯動脈血pH 7.11，臍帯静脈血：Hct 14.0%，Hb 4.6g/dL，血小板2.3万/μL.

Check 珍しい症例

■以下の文章を読み，正しいものに○，間違っているものに×を付けよ.

①通常とは異なる細変動が少ない変動一過性徐脈の後に認めるスムーズな一過性頻脈はオーバーシュートと呼ばれ，予後不良である.

②チェックマークパターンは，胎児の痙攣やあえぎ呼吸が原因で発生すると考えられており，予後不良である.

③胎児の中枢神経系異常では，奇怪な心拍数パターンを認めることがある.

④胎児の中枢神経系異常では，胎児刺激にて一過性頻脈が認められる.

⑤胎児の中枢神経系異常では，一過性徐脈を認めることはない.

参考文献

1) Freeman, RK. et al. "Fetal heart rate patterns associated with fetal central nervous system dysfunction". Fetal heart rate monitoring. 4th ed. Lippincott Williams & Wilkins, 2012, 218-34.
2) Andrikopoulou, M., Vintzileos, AM. Sawtooth fetal heart rate pattern due to in utero fetal central nervous system injury. Am. J. Obstet. Gynecol. 214, 2016, 403. e1-4.
3) Cruikshank, DP. An unusual fetal heart rate pattern. Am. J. Obstet. Gynecol. 130, 1978, 101-2.
4) Nagata, N., Murata, Y., Fujimori, K. et al. Heart rate changes associated with abnormal breathing movements in fetuses prior to death. 15th Society of Perinatal Obstricians. Atlanta, 1995. Am. J. Obstet. Gynecol. 172, 1995, 322.
5) Fujimori, K. et al. Antepartum diagnosis of fetal intracranial hemorrhage due to maternal Bernard-Soulier syndrome. Obstet. Gynecol. 94, 1999, 817-9.

Check 答

①○　(p.152「オーバーシュートの出現」参照)
②○　(p.156「チェックマークパターンの出現」参照)
③○　(p.160「胎児中枢神経異常と胎児心拍数モニタリング」参照)
④×　認められない．(p.161 表 1 参照)
⑤×　変動一過性徐脈や遅発一過性徐脈を認めることがある．(p.161 表 1 参照)

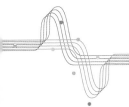

双胎の胎児心拍数モニタリング

症例❶

＜1＞妊娠33週0日（太線：Ⅰ児，細線：Ⅱ児）

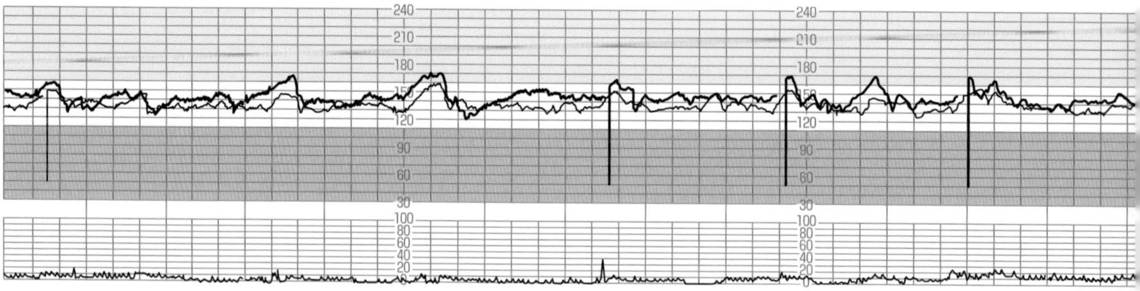

＜2＞妊娠36週3日（太線：Ⅰ児，細線：Ⅱ児）

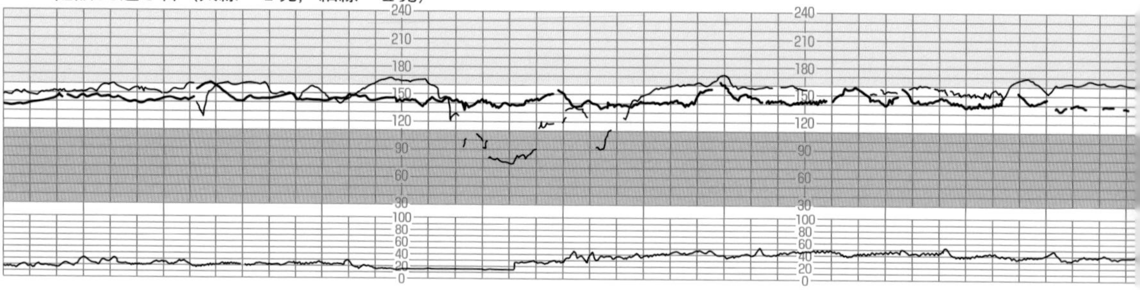

- 30歳台，1妊0産（自然妊娠）
- 初期の経腟超音波にて一絨毛膜二羊膜性双胎と診断されている．
- 妊娠24週1日，里帰り分娩希望にて紹介．Ⅰ児（頭位）推定体重600 g台（－0.7 SD），Ⅱ児（骨盤位）推定体重400 g台（－2.1 SD）の体重差を認める．羊水量は正常で，差を認めない．
- 妊娠33週0日の両児の胎児心拍数モニタリングを示す（＜1＞）．
  胎児心拍数モニタリングは外測法を施行（3 cm／分）
  Ⅰ児（頭位）推定体重1,900 g台（－0.5 SD），Ⅱ児（頭位）推定体重1,400 g台（－2.3 SD）．

羊水量は正常で，差を認めない．

また，両児の臍帯動脈ドプラ波形には異常は認めない．

▶ 妊娠36週3日の両児の胎児心拍数モニタリングを示す（＜2＞）．

胎児心拍数モニタリングは外測法を施行（3 cm／分）．

Ⅰ児（頭位）推定体重2,500 g台（－0.5 SD）．Ⅱ児（頭位）推定体重1,700 g台（－2.8 SD）．

羊水量は正常で，差を認めない．

また，両児の臍帯動脈ドプラ波形には異常は認めない．

Question 問題

この波形から読みとれる所見は？

＜1＞の胎児心拍数モニタリング所見：Ⅰ児（太線）は，①心拍数基線：正常（整）脈（135 bpm），②基線細変動：中等度（moderate），③一過性頻脈：認める（reactive）．Ⅱ児（細線）は，①心拍数基線：正常（整）脈（125 bpm），②基線細変動：中等度（moderate），③一過性頻脈：認める（reactive），④子宮収縮：外測法にて測定，認めない．

＜2＞の胎児心拍数モニタリング所見：Ⅰ児（太線）は，①心拍数基線：正常（整）脈（140 bpm），②基線細変動：中等度（moderate），③一過性頻脈：認める（reactive），④一過性徐脈：認めない．Ⅱ児（細線）は，①心拍数基線：正常（整）脈（145 bpm），②基線細変動：中等度（moderate），③一過性頻脈：認める（reactive），④一過性徐脈：子宮収縮と関係しない非周期性変動（episodic pattern）として，70 bpm 程度まで低下する一過性徐脈を 1 分 30 秒程度認める，⑤子宮収縮：外測法にて測定，認めない．

Answer 答え

＜1＞両児とも reassuring fetal heart rate pattern
＜2＞Ⅰ児：reassuring fetal heart rate pattern,
Ⅱ児：変動一過性徐脈

＜2＞の胎児モニタリング施行後，3 日目の 36 週 6 日にⅡ児子宮内胎児死亡が確認され，直後に緊急帝王切開術が施行されました．Ⅰ児：女児 2,300 g 台，Apgar スコア 4 点→ 6 点，臍帯動脈血 pH 7.23．Ⅱ児：女児 1,600 g 台，死産となりました．胎盤検索により，動脈―動脈吻合とⅡ児の臍帯卵膜付着を認めました．

LECTURE

■臨床的意義

症例の検討

双胎胎児に施行する胎児心拍数モニタリングに特別な判読基準があるわけではありません．NICHD 委員会[1)] や周産期委員会報告[2)] が定義しているように，①正常基線，②基線細変動正常，③一過性頻脈の存在，④一過性徐脈

表1　**双胎症例における臍帯付着部位**（文献3より一部改変）

臍帯付着部位	一絨毛膜二羊膜性双胎（84例）	二絨毛膜二羊膜性双胎（358例）
どちらも正常	20例（24%）	201例（56%）
辺縁・正常	29例（35%）	100例（28%）
卵膜・正常	15例（18%）	22例 （6%）
どちらも異常	20例（24%）	35例（10%）

表2　**一絨毛膜二羊膜性双胎における臍帯付着部位の違いによる20%以上の体重差双胎（discordant twin）率**（文献3より一部改変）

臍帯付着部位	20%以上の体重差双胎（discordant twin）率
どちらも正常（19例）	5%
辺縁・正常（25例）	20%
卵膜・正常（13例）	46%
どちらも異常（20例）	15%

がない，のすべてが合致する場合，胎児状態は良好（reassuring fetal status）であると診断します．

本症例は，＜2＞に示すように一過性徐脈を認めましたが，中等度の基線細変動および一過性頻脈が確認されていたため，経過観察とされていました．妊婦は，胎児死亡が確認される直前まで子宮内胎児死亡となった児の胎動を感じていました．

子宮内胎児死亡の原因として，臍帯卵膜付着による血流障害が考えられました．一絨毛膜二羊膜性双胎の場合，臍帯辺縁付着や卵膜付着といった異常は75%以上に認められるとされ，二絨毛膜二羊膜性双胎の44%に比べて高率であると報告されています（**表1**）[3]．さらに，一絨毛膜二羊膜性双胎のどちらか一方に臍帯卵膜付着（卵膜・正常）を認める場合，20%以上の体重差双胎（discordant twin）を認める確率は，二絨毛膜二羊膜性双胎の13倍高く，46%に認めると報告されています（**表2**）[3]．また，体重差からみた報告（**表3**）[4]によると，双胎間の体重差が25%以上ある場合，小さいほうの児に臍帯の異常（辺縁付着や卵膜付着，単一臍動脈）を認める頻度は二絨毛膜性双胎では27.5%であるのに対し，一絨毛膜性双胎では60%と高率であることがわかり，また，体重差が開くほどその頻度が上昇しています[4]．一絨毛膜性双胎において双胎間で体重差を認め，羊水量が正常であり双胎間輸血症候群が否定される場合は，臍帯の付着部異常に注意する必要があります．

本症例では，体重差を認めていながら羊水量が正常であったため，双胎間輸血症候群は否定されていました．しかしながら，臍帯付着部の確認がされ

ここがPOINT

多胎妊娠であっても，胎児心拍数モニタリング判読基準に特別なものがあるわけではありません．①正常基線，②基線細変動正常，③一過性頻脈の存在，④一過性徐脈がない，というreassuringな情報を得ることです．しかし，多胎妊娠に特有な，血管吻合や臍帯異常などによって出現するモニタリングパターンには，注意が必要です．

ておらず，一時的ではあっても小さいほうの胎児に現れた変動一過性徐脈の出現は臍帯付着部異常を示す所見であり，分娩時期を早めるべき症例でした．

表3　臍帯の異常（辺縁付着や卵膜付着，単一臍動脈）と双胎間の体重差[4)]

絨毛膜性	双胎間の体重差		
	＜5%	5〜25%	＞25%
二絨毛膜性双胎	105例	272例	29例
小さい児の臍帯に異常	3/105（2.8%）	13/272（4.7%）	8/29（27.5%）
大きい児の臍帯に異常	2/105（1.9%）	8/272（2.9%）	1/29　（3.4%）
一絨毛膜性双胎	19例	43例	15例
小さい児の臍帯に異常	1/19　（5.2%）	6/43（13.9%）	9/15（60.0%）
大きい児の臍帯に異常	3/19（15.7%）	4/43　（9.3%）	1/15　（6.6%）
血管吻合	8/19（42.1%）	25/43（58.1%）	11/15（73.3%）

One point

胎児生理学

＜1＞の胎児心拍数モニタリングにおいて，両胎児間での一過性頻脈の出現がよく同期していることがわかります．Sherer らは，双胎妊娠の胎児心拍数モニタリングにおける一過性頻脈は，57%は同期して出現し，その同期性は，妊娠週数や胎児間の体重差，さらには絨毛膜性にも関係なかったと報告しています[5)]．一方 Devoe らは，NST の同期性について一絨毛膜性双胎のほうが二絨毛膜性双胎よりも，より同期していると報告しています[6)]．また，胎児心拍数モニタリングと胎動により，胎児 behavior（行動）パターンを覚醒と睡眠とに分けて分析した場合，一絨毛膜性双胎では 100%behavior パターンが同期し，二絨毛膜性双胎でも 92%が同期していたと報告されています[7)]．なぜ，このように両胎児間の behavior パターンが一致するのかは，よくわかっていません．

Check

双胎の胎児心拍数モニタリング

■以下の文章を読み，正しいものに○，間違っているものに×を付けよ．

①双胎妊娠における胎児心拍数モニタリングの判読には，双胎用の基準がある．

②一絨毛膜二羊膜双胎では特に，一過性頻脈の出現を含めた胎児 behavior パターンに同期性が認められる．

③一絨毛膜二羊膜双胎では二絨毛膜二羊膜双胎に比べ，臍帯付着部異常の頻度が高い．

④双胎間に体重差を認める場合には，大きい児の方に臍帯異常を認める頻度が高い．

⑤双胎妊娠である場合，両児の心拍数を同時に記録できる分娩監視装置を使用することが望ましい．

参考文献

1) National Institute of Child Health and Human Development Research Planning Workshop：Electronic fetal heart rate monitoring:Research guidelines for interpretation. Am. J. Obstet. Gynecol. 177, 1997, 1385-90.
2) 岡村州博ほか. 胎児心拍数図の用語及び定義検討小委員会報告（日本産科婦人科学会周産期委員会報告：委員長；佐藤章）. 日本産科婦人科学会雑誌. 55, 2003, 1205-16.
3) Hanley, ML. et al. Placental cord insertion and birth weight discordancy in twin gestations. Obstet. Gynecol. 99 , 2002 , 477-82.
4) Victoria, A. et al. Perinatal outcome, placental pathology, and severity of discordance in monochorionic and dichorionic twin. Obstet. Gynecol. 97, 2001, 310-5.
5) Sherer, DM. et al. The occurrence of simultaneous fetal heart rate accelerations in twins during nonstress testing. Obstet. Gynecol. 76, 1990, 817-21.
6) Devoe, LD. et al. Simultaneous nonstress fetal heart rate testing in twin pregnancy. Obstet. Gynecol. 58, 1981, 450-5.
7) Gallagher, MW. et al. Fetal heart rate accelerations, fetal movement, and fetal behavior patterns in twin gestations. Am. J. Obstet. Gynecol. 167, 1992, 1140-4.

Check 答

①× 双胎妊娠における胎児心拍数モニタリングの判読に，特別な判読基準があるわけではない．(p.166「症例の検討」および p. 167「ここが Point」参照)

②○ (p.168「One point 胎児生理学」参照)

③○ (p.166「症例の検討」および表 1 参照)

④× 小さい児の方に臍帯異常を認める頻度が高い．(p.168 表 3 参照)

⑤× 両児心拍数基線がほぼ同じで，胎児心拍数モニタリング上，拍数が重なる場合，心拍数基線細変動や一過性徐脈の評価が難しくなることがあり，両児を鑑別する上で，特に分娩中は，別々に胎児心拍数モニタリングを行うことが推奨される．

子宮内感染例の胎児心拍数モニタリング

症例❶

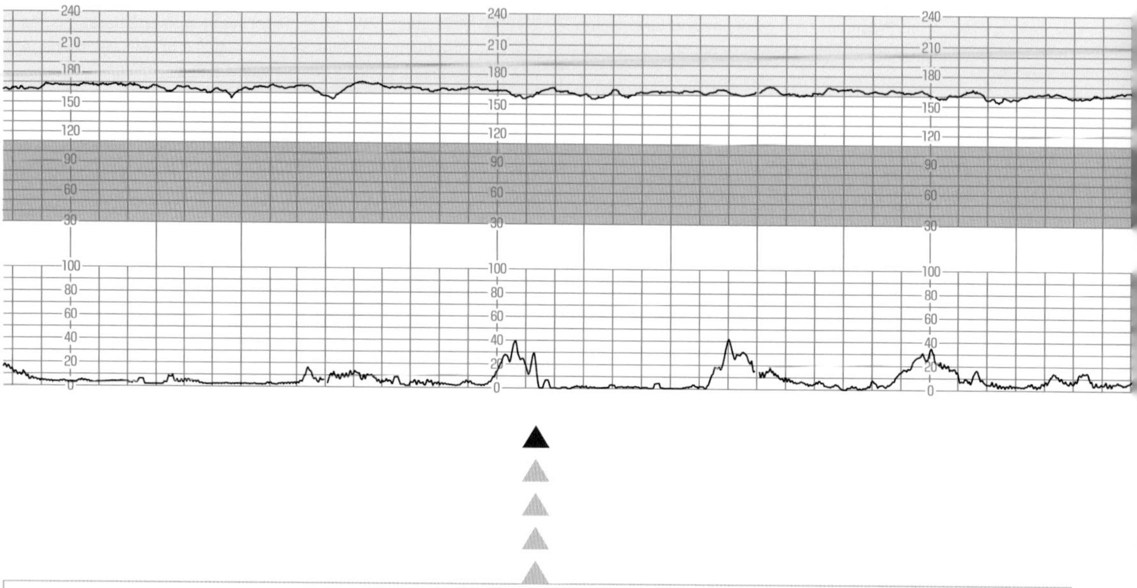

- 30歳台，1妊0産，身長157 cm 体重67 kg
- 妊娠35週5日，膣・肛門培養：B群溶連菌　陰性
- 妊娠37週5日，胎児推定体重2,750 g　頭位　羊水インデックス（AFI）= 10.5 cm
- 妊娠38週3日，破水感あり受診・入院
- 入院時　羊水インデックス（AFI）= 3.0 cm　母体体温36.5℃（腋窩）
  血圧125／68 mmHg　脈拍数64／分
  白血球数9,600／μL　CRP 0.9 mg／dL
  胎児心拍数モニタリング：reassuring
  クスコ診（視診）：子宮口未開大　羊水流出あり　羊水混濁なし
- 入院8時間後　母体体温38.5℃（腋窩）
  血圧131／69 mmHg　脈拍数80／分
  白血球数19,100／μL　CRP 1.01 mg／dL
  クスコ診（視診）：子宮口3〜4 cm開大
  胎児心拍数モニタリング（外測法，3 cm／分）を示す．

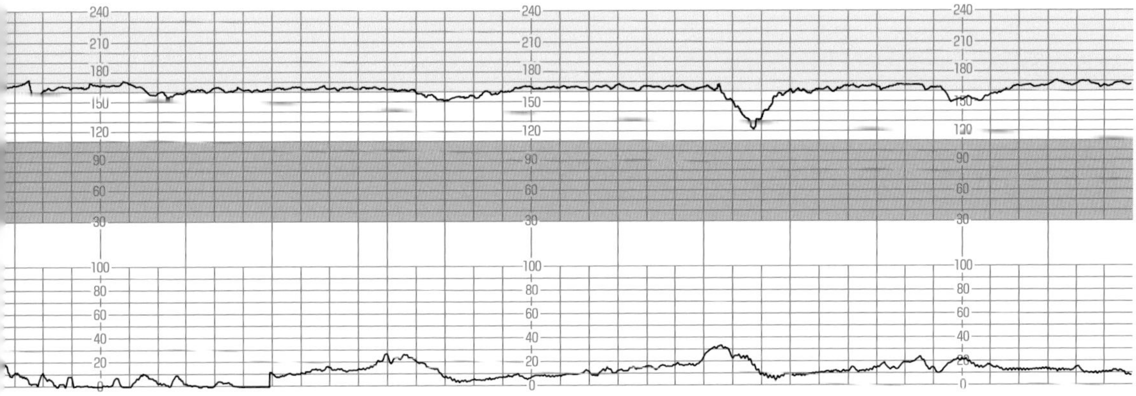

Question 問題

この波形から読みとれる所見は？　どのような病態が推測されるか？

胎児心拍数モニタリング所見は，①心拍数基線：頻脈（165 bpm），②基線細変動：中等度～減少，③一過性頻脈：認めない，④一過性徐脈：繰り返す遅発一過性徐脈が認められる，⑤子宮収縮：2～3 分ごと．

Answer 答え

頻脈，遅発一過性徐脈，臨床的絨毛膜羊膜炎

Lencki の臨床的絨毛膜羊膜炎の診断基準（p.174 表 1）[1] から，臨床的絨毛膜羊膜炎と診断され，娩出にはさらに時間がかかると判断されたため，抗菌薬投与後，緊急帝王切開術が施行されました．2,950 g，女児，Apgar スコア 8 点→ 9 点で出生．臍帯動脈 pH 7.33，pCO_2 40.4 mmHg，pO_2 21.8 mmHg，BE －3.9 mmol／L．

胎盤病理組織学検査：絨毛膜羊膜炎ステージⅡ（Blanc 分類：p.174 表 2）[2]，臍帯炎なし．

その後，出生児は正常に成長しています．

症例❷

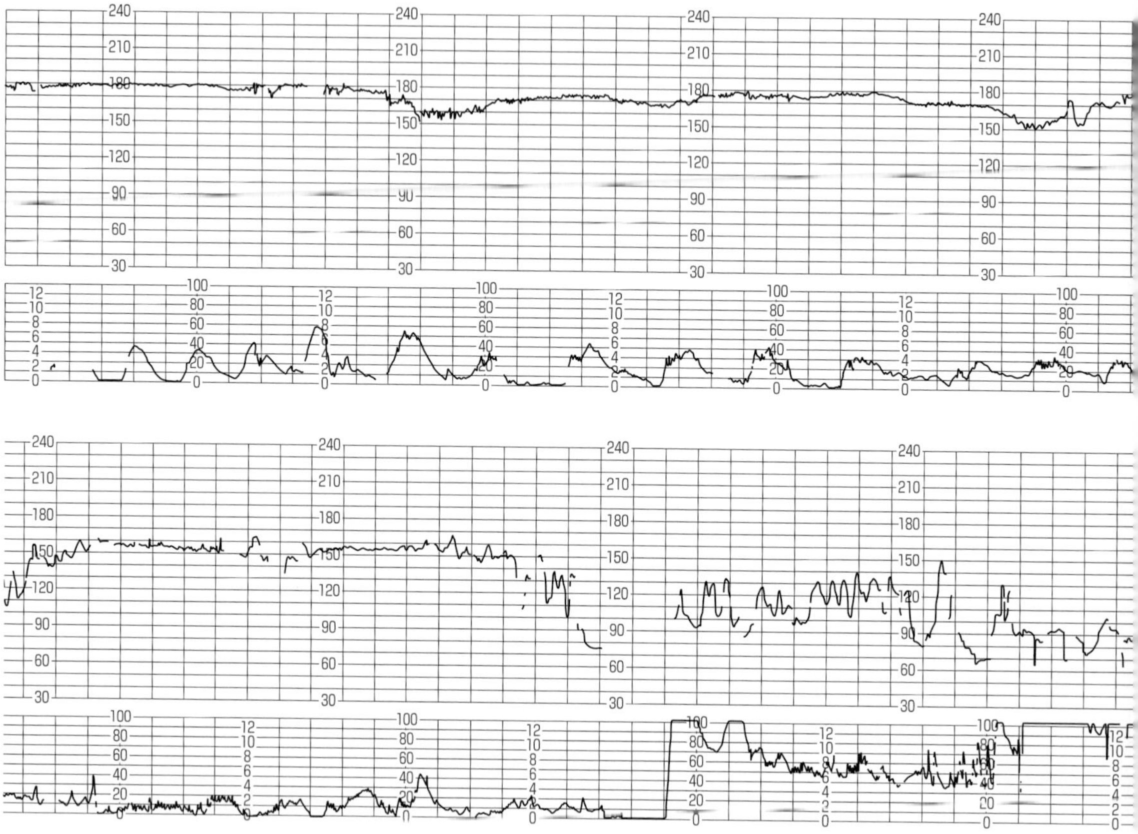

第 4 回産科医療補償制度再発防止に関する報告書（文献 3，p.102〜103，図 4-Ⅲ-6）から改変して作図

- 妊娠 37 週，経産，陣痛発来のため入院
- 入院時内診所見：子宮口開大 3 cm　胎児先進部下降度 − 2
- 母体体温（最高値）：36 ℃台前半，B 群溶連菌：陰性，抗菌薬投与なし，前期破水なし，胎児頻脈あり

子宮収縮は tachysystole（頻収縮）であり，心拍数基線が 180 bpm の頻脈と基線細変動の減少を認める．その後，遅発一過性徐脈が出現し，遷延一過性徐脈，徐脈となっている．

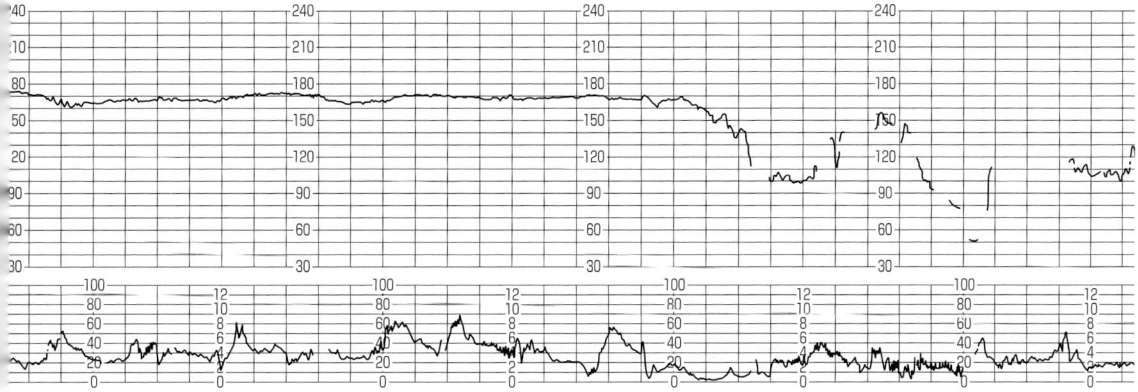

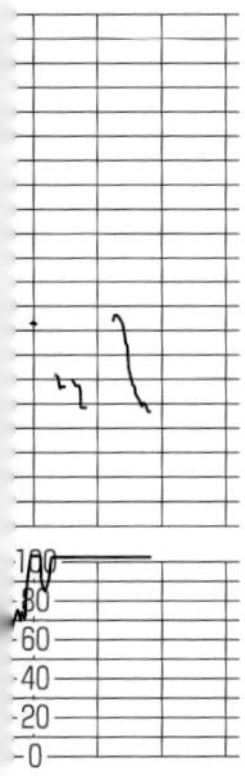

(3 cm/分)

クリステレル胎児圧出法を併用した吸引分娩にて出生．羊水混濁なし
出生体重：3,700 g 台，Apgar スコア 4 点→8 点，臍帯動脈 pH 6.9 台，BE −11 mmol／L
新生児血液検査所見（白血球数　35,000／μL 台，CRP：0.6 mg／dL）
胎盤病理組織学検査：実施なし

LECTURE

子宮内感染（胎内感染）には上行感染と経胎盤感染があります．上行感染とは，腟・子宮頸管の病原体が子宮内へと上行し，胎児へ感染が及ぶものをいいます．また，経胎盤感染とは，妊娠中に母体が病原微生物に感染し，この病原体が母体血液を介して胎盤を通過し，胎児へ移行して胎児に感染が及ぶものをいいます．子宮内感染（胎内感染）の多くの場合は，前期破水や細菌性腟症から上行性に，子宮頸管炎，絨毛膜羊膜炎（chorioamnionitis：CAM），羊水感染，胎児感染へと感染が波及していくと考えられています．子宮内で胎児にまで感染が波及すると，炎症が胎児全身に及び，多臓器不全となるような臨床像を呈して，胎児炎症反応症候群（FIRS：fetal inflammatory response syndrome）とよばれます．FIRSでは炎症性サイトカインや一酸化窒素，活性酸素などを介して，脳神経の障害（脳性麻痺，精神発達遅滞）や肺・腸管の障害等の多臓器障害など重篤な後遺症を来すと考えられています．この子宮内感染の診断は必ずしも容易ではありませんが，通常，子宮内感染は臨床的絨毛膜羊膜炎と組織学的絨毛膜羊膜炎に分けて報告されることが多いようです．

ここがPOINT

細菌性腟症とは？
何らかの理由により，乳酸桿菌が優位に存在し酸性に保たれていた腟内が，正常細菌叢から嫌気性菌を含む複数の菌種優位の状態へとシフトする状態をいいます．妊産婦の細菌性腟症の頻度は15〜20％とされ，流早産のほか，産褥子宮内感染や子宮内膜炎との関連性も指摘されています．

絨毛膜羊膜炎（chorioamnionitis：CAM）とは？

絨毛膜羊膜炎では，絨毛膜羊膜に到達した細菌が産生するエンドトキシンが，局所のマクロファージなどに作用して炎症性サイトカインの産生を促し，子宮頸管の熟化と子宮平滑筋の収縮を惹起して早産を誘発します．在胎32週未満の早産の50〜70％に認められており，早産の原因として最も重要な

表1　Lenckiによる臨床的絨毛膜羊膜炎の診断基準[1)]

①母体発熱（≧38.0℃）かつ下記の1）〜4）のうち1つ以上を満たす
1）母体頻脈（≧100回／分）
2）子宮の圧痛
3）腟分泌物・羊水の悪臭
4）母体白血球数増加（≧15,000／mm^3）
②または発熱がなくても上記の4項目に該当する場合

表2　組織学的絨毛膜羊膜炎の診断基準（Blanc分類）[2)]

ステージⅠ：母体白血球が絨毛膜下に止まる
ステージⅡ：母体白血球が絨毛膜に止まる
ステージⅢ：母体白血球が羊膜に達する

因子です．絨毛膜羊膜炎は出生後の胎盤病理組織学的検査により確定診断（**表2**：Blanc 分類）されますが，臨床的には，**表1**に示すような Lencki による臨床的絨毛膜羊膜炎の診断基準が用いられます．分娩後に組織学的絨毛膜羊膜炎が確認された症例の臨床症状として，母体発熱（＞37.8℃）が100%，母体頻脈（＞160 bpm）が20～80%，胎児頻脈（＞160 bpm）が40～70%，母体白血球数増加（＞15,000／μL）が70～90%，悪臭のある羊水が5～22%，子宮圧痛が4～25%認められたと報告されています[4]．

子宮内感染を発症し母体が発熱し頻脈となると，母体自体の酸素消費量が増加して，慢性的に胎児への酸素供給が低下します．また，胎児も同様に発熱し頻脈になっていると，酸素の絶対的必要量が増加し，相対的に酸素不足に陥っている可能性が高くなります．したがって，頻脈の持続時間が短くとも背景に絨毛膜羊膜炎を疑う所見がある場合には，娩出が考慮されるべき状況と考えられます[3]．このように，子宮内感染による胎児低酸素に対する予備能の低下，絨毛膜羊膜炎による炎症性サイトカインへの曝露によるFIRSの関与の可能性に加えて，遷延分娩や長時間の子宮収縮など分娩に時間を要した際には，胎児の低酸素，酸血症の持続により脳性麻痺を発症する可能性が指摘されています[3]．

第4回産科医療補償制度再発防止に関する報告書では，特異度が高い胎児心拍数モニタリング所見が指摘されているわけではありませんが，一過性頻脈の減少または消失が23.7%，基線細変動の減少または消失が57.6%の事例に認められたと報告されています[3]．また，対象事例のなかには，胎児心拍数モニタリングで明らかに正常とは判断できないものの，直ちに急速遂娩を行うような重度の異常所見がないと判断された状態が続き，時間経過とともに異常所見が出現し，徐々に胎児の状態が悪化していったと考えられる事例も報告されています．

前期破水や母体発熱がみられ臨床的絨毛膜羊膜炎が疑われる場合は，胎児の予備能力が低下していることを十分に考慮して，母体のバイタルサイン・血液検査等の所見を確認するとともに，分娩監視装置による連続的モニタリングにより慎重に胎児 well-being を評価し，胎児状態の悪化が疑われた場合には速やかに早期の分娩を目指す必要性が指摘されています[3]．また，報告書では，臨床的絨毛膜羊膜炎を疑う胎児心拍数モニタリング所見として，①胎児頻脈（160 bpm 以上）がみられる場合，②反復する一過性徐脈が持続する場合，③一過性頻脈がない状態が持続する場合，④基線細変動の減少が持続する場合，を挙げています．このような場合は特に慎重に評価し，その後に異常所見が出現したときに迅速に対応できるよう急速遂娩の準備や小児科医への連絡などを検討する，としています[3].

絨毛膜羊膜炎と脳性麻痺

Shatrov らの 20 論文によるメタ分析によれば，脳性麻痺発症に関して，臨床的絨毛膜羊膜炎および組織学的絨毛膜羊膜炎のオッズ比はそれぞれ，2.41（95% 信頼区間 confidence interval；CI：1.52 － 3.84），1.83（95%CI：1.17 － 2.89），増加すると報告されています[5]．また，Wu らによる早産児におけるメタ分析によれば，臨床的絨毛膜羊膜炎と脳性麻痺発症の相対危険度は 1.9（95%CI：1.4 － 2.5），組織学的絨毛膜羊膜炎と脳性麻痺発症の相対危険度は 1.6（95%CI：0.9 － 2.7）であり，強い関連を認めたと報告されています[6].

Check 子宮内感染例の胎児心拍数モニタリング

■以下の文章を読み，正しいものに○，間違っているものに×を付けよ.

①絨毛膜羊膜炎は上行感染によって発症することは少ない.

②母体が発熱し胎児頻脈になっていると，胎児の酸素の絶対的必要量が増加し，相対的に酸素不足に陥っている可能性が高い.

③母体に発熱を認め胎児心拍数基線が 160bpm を超える場合，臨床的絨毛膜羊膜炎が疑われる.

④臨床的絨毛膜羊膜炎と診断され，基線細変動の減少と一過性頻脈を認めない状態が持続する場合，早期娩出を心掛ける.

⑤組織学的絨毛膜羊膜炎は脳性麻痺発症と強い関連を認めるが，臨床的絨毛膜羊膜炎と脳性麻痺発症との関連性は低い.

参考文献

1）Lencki, SG. et al. Maternal and umbilical cord serum interleukin levels in preterm labor with clinical chorioamnionitis. Am. J. Obstet. Gynecol. 170, 1994, 1345-51.

2）Blanc, WA. Pathology of the placenta, membranes, and umbilical cord in bacterial, fungal, and viral infections in man. Monogr. Pathol. 22, 1981, 67-132.

3）日本医療機能評価機構. “子宮内感染について”. 第 4 回産科医療補償制度再発防止に関する報告書. 2014, 90-136.

4）Newton, ER. Chorioamnionitis and intraamniotic infection. Clin. Obstet. Gynecol. 36, 1993, 795-808.

5）Shatrov, JG. et al. Chorioamnionitis and Cerebral Palsy : A Meta-Analysis. Obstet. Gynecol. 116, 2010, 387-92.

6）Wu, YW. et al. Chorioamnionitis as a Risk Factor for Cerebral Palsy : A Meta-Analysis. JAMA. 284, 2010, 1417-24.

Check 答

①× 子宮内感染の多くの場合は，前期破水や細菌性腟症から上行性に感染が波及していくと考えられている.（p.174 参照）

②○ （p.175 参照）

③○ （p.175 参照）

④○ （p.175 参照）

⑤× 組織学的，臨床学的絨毛膜羊膜炎のどちらも関連を認める．（p.176「絨毛膜羊膜炎と脳性麻痺」参照）

第5章

胎児心拍数モニタリングにおけるピットフォール症例

胎児心拍数モニタリングのピットフォール症例

はじめに

本章では，胎児心拍数モニタリングにおいて，胎児心拍や陣痛波形が正しく計測あるいは記録されているとは限らない症例があることを認識するために，ピットフォール症例をいくつか提示します．

症例❶

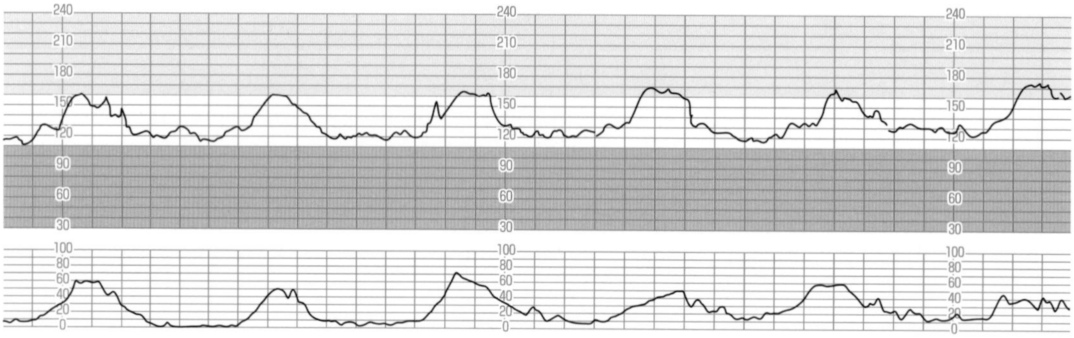

- 20 歳台，X 妊 0 産
- 妊娠 39 週 X 日，母体合併症なし　胎児推定体重 2,800 g 台
- 自然陣痛にて子宮口全開大，分娩第 2 期
- 母体は陣痛に合わせて努責している．
- 胎児心拍数モニタリングは外測法を施行（3 cm／分）

Question

問題

この波形から考えられる所見は？

①心拍数基線：115 bpm か 160 bpm かどちらか

②基線細変動：中等度

③一過性頻脈：心拍数基線を 115 bpm とすると，陣痛ごとに出現する子宮収縮に一致した大きな一過性頻脈と考えられる

④一過性徐脈：心拍数基線を 160 bpm とすると，約 40 bpm 程度低下する高度遅発一過性徐脈と考えられる

⑤子宮収縮：分娩第 2 期であり，2 分ごとに認める

Answer

答え

母体心拍

心拍数基線を 115 bpm とすると，陣痛ごとに出現する子宮収縮に一致した大きな一過性頻脈（40 bpm を超える振幅で 70 秒を超える持続）が出現していると考えられますが，周期的な胎児一過性頻脈の出現とすると既に子宮口が全開大であり不自然な感じがあります（一過性頻脈が周期的に出現するということはほとんどありません）．また，心拍数基線を 160 bpm とすると，子宮収縮ごとに約 40 bpm 程度低下する高度遅発一過性徐脈とも考えられます．分娩第 2 期であり，基線細変動を中等度認めるため，そのまま自然分娩となりました．2,800 g 台，Apgar スコア 0 点→ 1 点，臍帯動脈 pH 6.8 台で出生しました．出生直後の児に心拍が確認できず，分娩直前のモニタリング上の胎児心拍数と大きな乖離があり，母体心拍を記録していたものと考えられました．

症例❷（Neilson 2008，文献 1 より引用して作図）

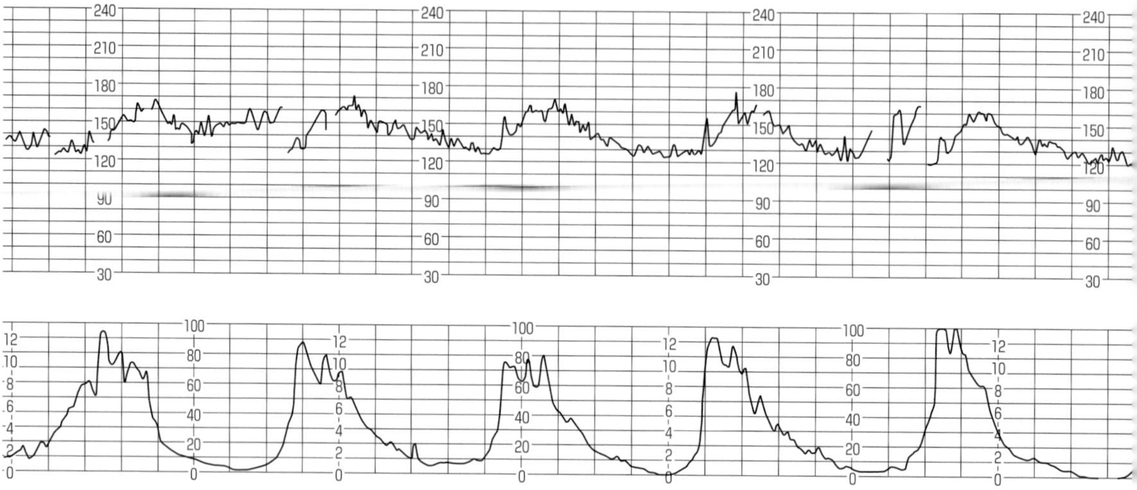

▶ 健康な経産婦　満期で自然陣痛　症例①と同様で分娩第２期

子宮収縮に一致した周期的な一過性頻脈を認めます．母体心拍が頻脈となっていたため，⇒の部分から児頭電極誘導による胎児心拍数モニタリング（内測法）に変えています．その結果，高度変動一過性徐脈を認めたため帝王切開術が選択され，健児を出生しています[1]．

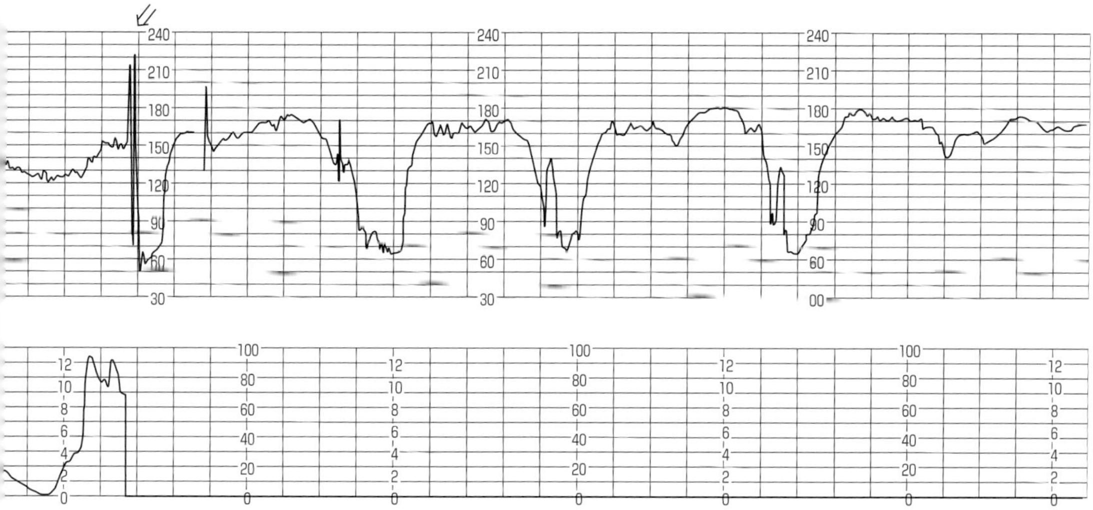

LECTURE

■解説

母体心拍：胎児心拍から母体心拍への移動（取り違え）

非侵襲的に胎児心拍数を検出する方法として，超音波ドプラが用いられるようになってから，胎児心拍と母体心拍とが間違えられることがあります．分娩が進行していくと，胎動や妊婦の体動，さらには努責や分娩進行に伴う胎児の位置変化によって，分娩監視装置の超音波トランスデューサーは胎児心臓を超音波の標的外に移動させてしまうことがあります．そうすると，超音波の直進性により，胎児心拍ではなく母体の動脈拍動を捉えてしまうことがあります．さらに，検出された心拍数が極端な徐脈で，胎児心拍数の正常範囲外にあると，分娩監視装置内のアルゴリズムが胎児らしい母体心拍を標的としてしまいます．特に，分娩第2期の子宮収縮，特に努責を伴う場合に胎児心信号の欠落が起こりやすいといわれているので注意が必要です．この場合，**症例**②のように，児頭誘導胎児心電図を用いることによって胎児心拍を記録することができますが，児頭電極誘導を行っても胎児死亡を起こしている場合，母体心拍が記録されてしまうことがあるのでさらに注意が必要です．

表１　分娩中の母体と胎児の一過性頻脈の特徴[2]

	発生頻度（／20 分）		振幅（bpm）		持続時間（秒）	
	胎児	母体	胎児	母体	胎児	母体
分娩第１期（潜伏期）	3.5 ± 0.6	3.9 ± 0.7	26 ± 3	29 ± 2	79 ± 16	65 ± 11
分娩第１期（活動期）	2.1 ± 0.3	4.3 ± 0.5*	21 ± 2	31 ± 3*	65 ± 7	69 ± 6
分娩第２期	2.1 ± 0.3	6.4 ± 0.3*	20 ± 1	40 ± 3*	47 ± 7	90 ± 19*

＊は胎児と母体間で有意差あり

ここが POINT

胎児心拍数モニタリングにおいて，分娩第２期に子宮収縮に一致した周期的な(periodic) 一過性頻脈を認めることはほとんどありません．このような心拍数の変化を認めた場合，まず，母体心拍ではないかと疑ってみることです．

分娩中における母体心拍数の特徴

分娩第２期の母体は陣痛に耐えながら努責を繰り返します．体温も上昇し，母体心拍数の基線が胎児心拍数付近まで高くなることは珍しくありません．また，子宮収縮が強くなる分娩第２期では，母体にベインブリッジ反射(Bainbridge reflex）がみられます．ベインブリッジ反射とは，1915 年にイギリスの生理学者フランシス・アーサー・ベインブリッジ（Francis Arthur Bainbridge）によって発見された，心臓の循環における生理的な反射による心拍数の上昇です．分娩中に子宮が収縮すると，子宮筋内にプールされていた血液が一気に下大静脈を通過して右心房に流入し，静脈還流量を増加させます．すると右房圧が上昇し，右心房の伸展受容器が興奮して交感神経が刺激され，母体心拍数が上昇します．これが分娩中の母体一過性頻脈の出現機序です．**表１**に，分娩中の母体と胎児の一過性頻脈の特徴を示します[2]．分娩第１期（活動期）から分娩第２期に進むにつれて現れる母体心拍の一過性頻脈は，症例で示したように胎児心拍に比べてより振幅が大きく，より持続時間が長く，また発生頻度も多くなるということがいえます．

母体心拍との取り違えを防ぐためには？

不自然で理解できないような心拍数パターンを認めた場合，まず母体心拍ではないかと疑うことが重要です．疑った場合，①母体脈を触診して心拍数を確認する，②超音波を使って胎児心拍を確認する，③**症例**❷のように児頭誘導胎児心電図を装着してみる，などを行ってみます．また，最近では，分娩監視装置の陣痛トランスデューサー内の光学センサーが母体心拍数を検出し，母体心拍数と胎児心拍数の重複を自動的に検出・報知するといった機能が搭載されている分娩監視装置もあります．分娩監視装置に使用されている胎児心拍数自己相関機能やそれに伴う half count，double count など，使用している機器の特徴と限界を知ることも大切です．

症例③

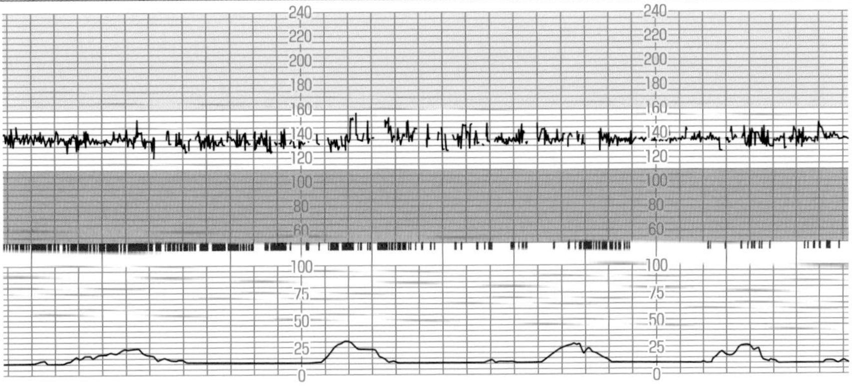

基線細変動ではなく，ドプラプローブの装着不良による雑音.
（文献３より改変して作図）

ドプラプローブ装着不良による雑音：ジッタ（jitter）

実際は心拍数基線細変動が消失あるいは減少しているにもかかわらず，ドプラプローブ装着不良による雑音を基線細変動として捉えてしまうことがあり，注意が必要です．**症例③**は産科医療補償制度の事例から引用しています[3)]．正しく記録された心拍数基線細変動のギザギザと比べると毛羽立っているようで不自然です．このドプラプローブ装着不良による雑音はジッタ（jitter）と呼ばれることがあります．ジッタ（jitter）とは，デジタル信号の「タイミングの揺らぎ」のことです[4)]．提示した症例もそうですが，心拍数の下の部分に胎動が表示されるタイプの分娩監視装置であると，実際は胎動がないのにもかかわらず，胎動が連続してあるように表示されていて，参考になることがあります．

胎児心拍数プローブが胎児の心臓や大血管から中途半端にはずれた場合，胎児心拍動による超音波ドプラ信号は弱いながら得られるため，胎児心拍動の信号がノイズ（雑音）に隠されて自己相関で検出されるピークが不明瞭となり，計測される周期にふらつき（ジッタ，jitter）を生じ，基線細変動が消失していても細変動があるように描かれてしまいます[4)]．

症例④

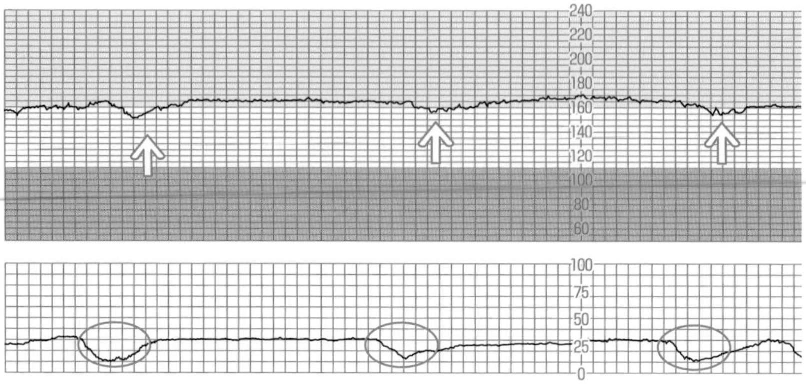

陣痛波形の凹凸に注意.　　（筆者作成）

凹の陣痛波形

陣痛波形は山（凸）が大きければ大きいほど，陣痛が強い（子宮内圧が高い）と解釈されやすいですが，この陣痛波形の山（凸）の大きさは，圧（陣痛）トランスデューサーがどれだけ押し込まれたかを示すだけであって，また，固定ベルトの締め付けの強さも関係しており，山の大きさだけでは単純に陣痛の強さとはならないことあるので注意が必要です.

また，圧（陣痛）トランスデューサーの取り付ける位置によっては陣痛（子宮収縮）が山（凸）ではなく谷（凹）として表示されてしまうことがあり注意が必要です[5]．提示した**症例④**では，陣痛が山（凸）としては認められませんが，谷（凹）となっている部分が子宮収縮（陣痛）であることが分かると，矢印の部分に遅発一過性徐脈が出現していることが分かると思います.

なぜ，このように陣痛が谷（凹）として表現されてしまうかということに関しては，p.45「外測法」で説明していますので参考にしてください.

一過性頻脈様の変化に注意

図１には，①繰り返す正常な一過性頻脈，②子宮収縮に伴った一過性頻脈（p.103，**症例④**参照），間違いやすい例として，③反復する遅発一過性徐脈[6]，④陣痛に伴った母体心拍による一過性頻脈，を示しました．比べてみてください．一過性頻脈が周期的に出現することはまれです．まずは心拍数基線をどこにとるのか，子宮収縮（陣痛）との関係に注意すること，母体心拍ではないか疑ってみることが必要かと思います.

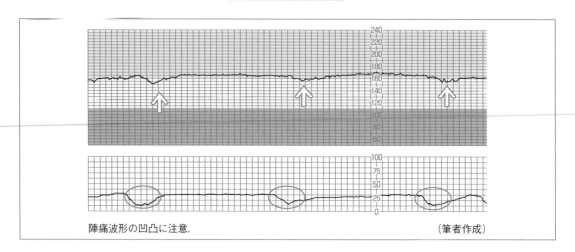

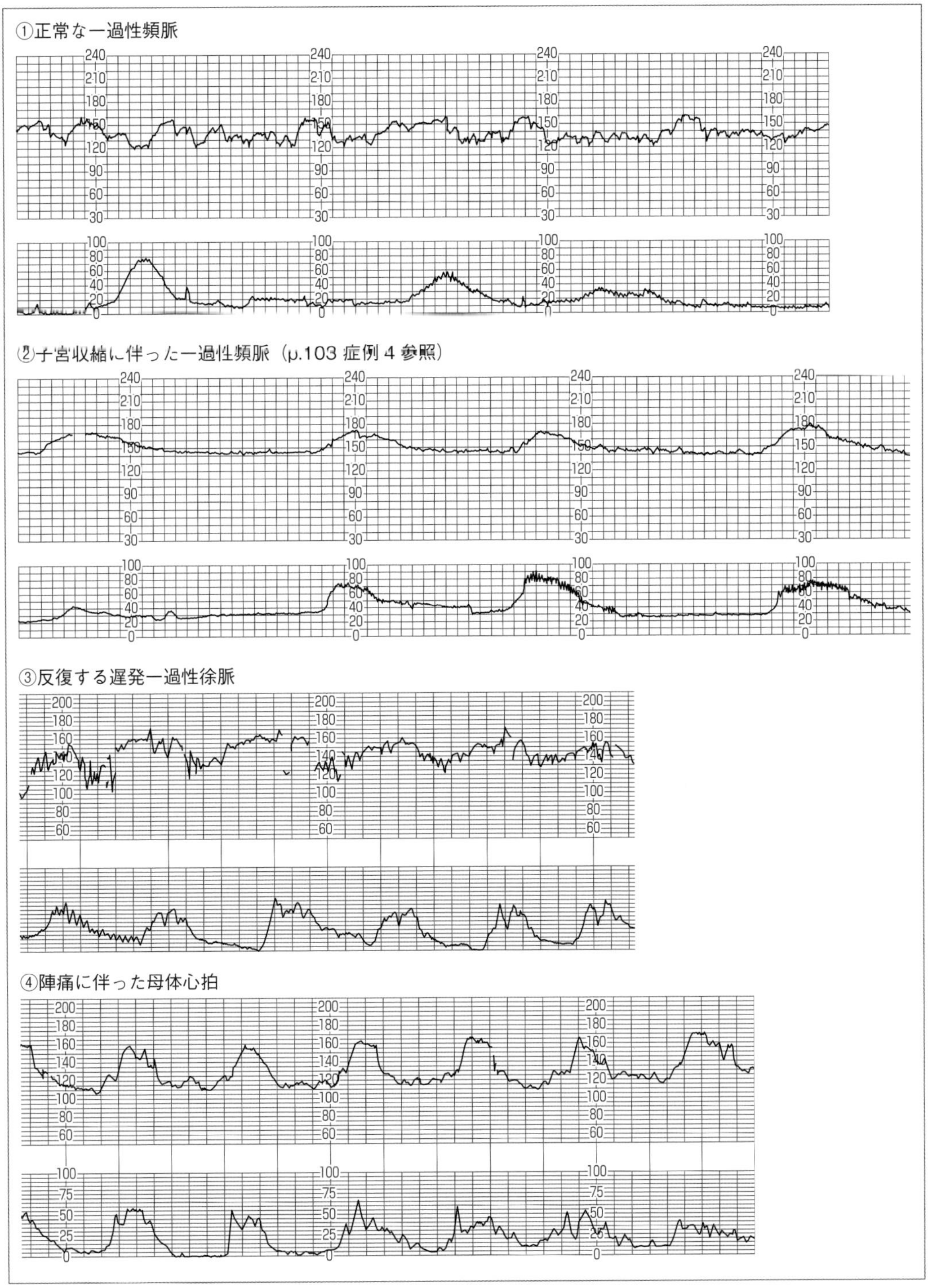

図1　一過性頻脈様の変化に注意

Check 胎児心拍数モニタリングにおけるピットフォール症例

■以下の文章を読み，正しいものに○，間違っているものに×を付けよ．

①心拍数トランスデューサーや陣痛トランスデューサーは，装着後は位置を変えないことを原則とする．

②分娩第 1 期の活動期から第 2 期に，陣痛や母体の努責に伴って一過性頻脈が認められた場合，母体心拍との鑑別が必要である．

③ドップラプローブの装着が不良である場合，雑音を心拍数基線細変動として捉えてしまうことがあり注意が必要である．

④陣痛計（圧トランスデューサー）がベルトできつめに腹部のどこでも固定されていれば，陣痛は山（凸）として記録される．

⑤周期的に一過性頻脈様のパターンを認めた場合，心拍数基線を同定して，遅発一過性徐脈ではないか確認する必要がある．

参考文献

1）Neilson, DR. Jr, et al. Signal ambiguity resulting in unexpected outcome with external fetal heart rate monitoring. Am. J. Obstet. Gynecol. 198, 2008, 717-24.

2）Sherman, DJ. et al. Characteristics of maternal heart rate patterns during labor and delivery. Obstet. Gynecol. 99, 2002, 542-7.

3）日本医療機能評価機構　胎児心拍数モニターに関するワーキンググループ．“注意を要する胎児心拍数パターン編　1）基線細変動の判読”．産科医療補償制度　脳性麻痺事例の胎児心拍数陣痛図：波形パターンの判読と注意点．2014，87.

4）馬場一憲．CTG におけるピットフォール．CTG モニタリングテキスト・改訂版．東京医学社，2018, 96-103.

5）馬場一憲．分娩監視装置の原理と使用上の注意．周産期医学．37, 2007, 375-9.

6）前掲書 3)．“注意を要する胎児心拍数パターン編　2）遅発一過性徐脈の判読”．89.

Check 答

①×　正確に胎児心拍数や子宮収縮（陣痛）を計測・記録するため，常に各トランスデューサーの位置には注意が必要である．

②○　母体心拍も努責に伴って，一過性頻脈が認められることがあり，心拍数基線の取り方によっては，遅発一過性徐脈と見間違えることがある．

③○　ジッタ（jitter）と呼ばれ注意が必要である．

④×　トランスデューサーの取り付ける位置によっては陣痛（子宮収縮）が山（凸）ではなく谷（凹）として表示されてしまうことがあり，注意が必要である．

⑤○　心拍数基線を同定し，一過性徐脈ではないかを確認する必要がある．（p.100 症例 3 も参照）

欧文

●著者紹介

藤森 敬也（ふじもり　けいや）

福島県立医科大学医学部 産科・婦人科学講座 主任教授

1988年	福島県立医科大学医学部卒業
1992年	福島県立医科大学医学部大学院修了（医学博士取得）
1992～94年	カリフォルニア大学アーバイン校産婦人科学講座
	Maternal Fetal Medicine留学（村田雄二教授）
1995年	坂下厚生総合病院産婦人科医長（福島県）
1996年	福島県立医科大学医学部産婦人科学講座助手
2002年	福島県立医科大学附属病院総合周産期母子医療センター講師
	アジア　オセアニア産婦人科学会Young Scientist Award受賞
2008年	福島県立医科大学附属病院総合周産期母子医療センター准教授
	福島県立医科大学医学部産婦人科学教室兼務
同7～10月	カリフォルニア大学アーバイン校産婦人科学講座
	Maternal Fetal Medicine留学
2009年	福島県立医科大学医学部産科・婦人科学講座主任教授
2014～16年	福島県立医科大学附属病院 副病院長
2020～21年	福島県立医科大学大学院医学系研究科科長
2022年～	福島県立医科大学医学部長

学会活動

1999～2005年度	日本産科婦人科学会 幹事
2001～2004年度	日本産科婦人科学会 周産期委員会 委員
	「胎児心拍数図の用語及び定義検討小委員会」
2004年度～	日本周産期・新生児医学会 評議員
2008年度～	日本産科婦人科学会 代議員
2009～2015年度	日本産科婦人科学会 周産期委員会 委員
2010～2019年度	産科医療補償制度・再発防止委員会 委員
2015～2016年度	日本産科婦人科学会 理事
2017～2020年度	日本産科婦人科学会 周産期委員会 委員

改訂《かいてい》４版《ばん》 胎児《たいじ》心拍数《しんぱくすう》モニタリング講座《こうざ》－大事《だいじ》なサインを見逃《みのが》さない！

2005年10月５日発行　第１版第１刷
2010年10月30日発行　第１版第６刷
2012年１月５日発行　第２版第１刷
2016年１月10日発行　第２版第５刷
2017年２月10日発行　第３版第１刷
2020年12月20日発行　第３版第４刷
2021年12月１日発行　第４版第１刷
2024年１月20日発行　第４版第２刷

著　者　藤森《ふじもり》 敬《けい》也《や》

発行者　長谷川 翔
発行所　株式会社メディカ出版
〒532-8588
大阪市淀川区宮原３－４－30
ニッセイ新大阪ビル16F
https://www.medica.co.jp/
編集担当　里山圭子／鳥嶋裕子
装　幀　安田直美
作　図　スタジオ・エイト
DTP 組版　株式会社 明昌堂
印刷･製本　株式会社 シナノ パブリッシング プレス

ISBN978-4-8404-7822-9　Printed and bound in Japan

当社出版物に関する各種お問い合わせ先（受付時間：平日９：00 ～ 17：00）
●編集内容については、編集局 06-6398-5048
●ご注文・不良品（乱丁・落丁）については、お客様センター 0120-276-115

改訂4版

胎児心拍数
モニタリング
講座

大事なサインを見逃さない！

これだけは押さえておきたい

波形の読み方
理解度 Check!
演習問題集

藤 森 敬 也

本文をひと通り読んで理解できたら，演習問題をやってみましょう．
ここでは，本文の胎児心拍数陣痛図を再掲しています．自分がどれだけ理解できているか，確認してみてください．
ポイントとなる定義などについても併せてチェックしましょう．

この冊子と同じ問題がダウンロード資料としてご利用できます
ダウンロード用 QRコードは裏表紙にあります

読み方のポイント

▼

①胎児心拍数基線

②基線細変動

③一過性頻脈の有無

④周期性変動（一過性徐脈）の有無

⑤子宮収縮

▼

に注意して読んでみよう！

Question 1

- 28歳，1妊0産
- 妊娠39週0日，前期破水の診断により入院．オキシトシンにて陣痛誘発
- 胎児推定体重：3,050 g
- 羊水インデックス（AFI）＝6.0 cm
- 内診所見：頭位，子宮口5 cm開大
- 胎児心拍数モニタリングは内測法を施行（3 cm／分）

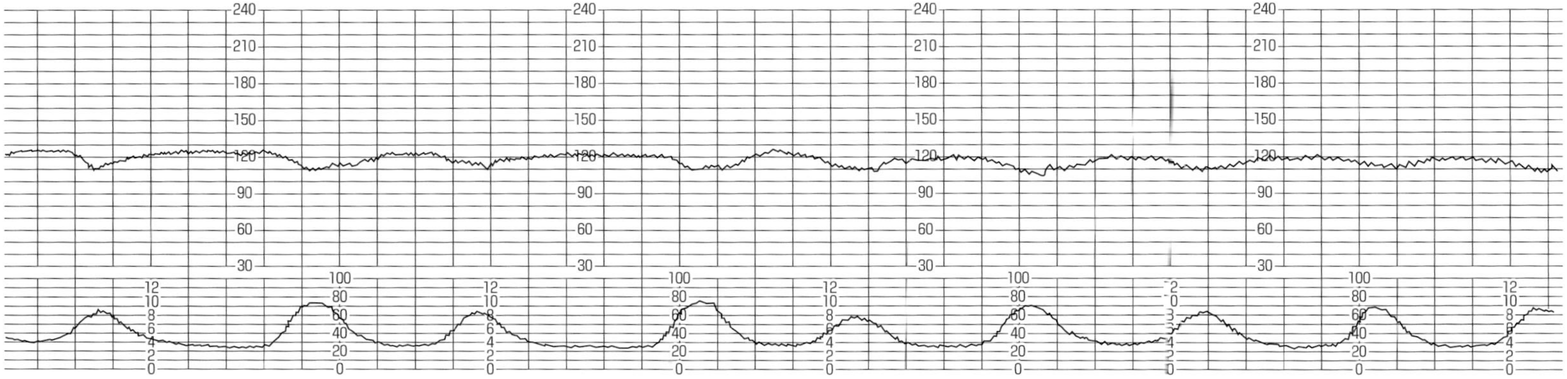

この波形から読みとれる所見は？

読み方のポイント

胎児心拍数モニタリング所見（内測法，3 cm／分で記録）は，①**心拍数基線**：周期性変動を認めるため，はっきりとは定められないが，正常（整）脈（120〜125 bpm），②**基線細変動**：減少（minimal），③**一過性徐脈**：心拍数基線から子宮収縮に伴って緩やかに心拍数が下降し，心拍数の下降開始・最下点・回復が子宮収縮に同期している（mirror image），④**子宮収縮**：およそ1.5〜2分の陣痛周期で，60〜80 mmHg程度の子宮収縮を認める．

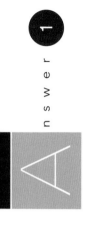

Answer 1

早発一過性徐脈

(early deceleration)

早発一過性徐脈と考えられます．オキシトシン投与による過強陣痛を認めるため，オキシトシン投与をいったん中止したところ，早発一過性徐脈の消失と一過性頻脈の出現を確認しました（reassuring fetal status）．およそ5時間後に，2,980 gの男児を自然分娩にてApgarスコア7点→8点で出生．臍帯動脈血pH 7.27でした．

〔本文 p.107 参照〕

Check

早発一過性徐脈とは？

子宮収縮に伴って，心拍数減少の開始（onset）から最下点（nadir）まで緩やかに（gradual）下降し，その後，子宮収縮の消退とともに回復（recovery）する心拍数低下で，その一過性徐脈の最下点と対応する子宮収縮の最強点の時期が一致しているものです

Question 2

- 33歳，1妊0産
- 妊娠34週6日，血圧170／110 mmHg，尿蛋白4.3 g／日にて，他院より紹介
- 胎児推定体重：2,150 g
- 羊水インデックス（AFI）＝6.0 cm
- 内診所見：頭位，子宮口1 cm開大，展退30%
- 胎児心拍数モニタリングは外測法を施行（3 cm／分）

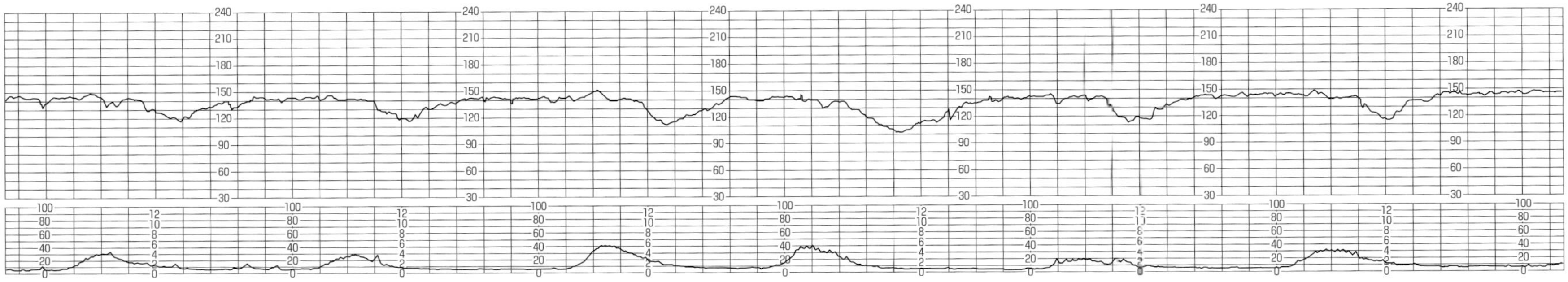

この波形から読みとれる所見は？

読み方のポイント

胎児心拍数モニタリング所見は，①心拍数基線：正常（整）脈（140～145 bpm），②基線細変動：中等度（moderate），③一過性頻脈：認めない，④一過性徐脈：毎回の子宮収縮に伴って，心拍数基線から，心拍数減少の開始から最下点まで緩やかに下降し，その後子宮収縮の消退に伴い元に戻る周期的な（periodic）心拍数低下を認める，子宮収縮の最強点に遅れてその一過性徐脈の最下点を示している，⑤子宮収縮：外測法にて測定，およそ 2.5～3 分ごとの子宮収縮を認める．

Answer 2

遅発一過性徐脈

(late deceleration)

頻発する（recurrent）遅発一過性徐脈と考えられます．基線から最下点までの心拍数低下が 15 bpm を超えるため高度遅発一過性徐脈となります．しかしながら基線細変動は中等度認めます．子宮口未開大にて，腹式帝王切開術施行．2,080 g の男児を Apgar スコア 8 点→ 9 点で出生．臍帯動脈血 pH 7.29，pO_2 13.0 mmHg，pCO_2 46.0 mmHg でした．50％以上の子宮収縮に伴って周期性変動が認められる場合に，recurrent と呼びます．

〔本文 p.113 参照〕

Check

遅発一過性徐脈とは？

子宮収縮に伴って，心拍数減少の開始から最下点まで 30 秒以上の経過で緩やかに（gradual）下降し，その後子宮収縮の消退に伴い緩やかに（gradual）元に戻る心拍数低下で，子宮収縮の最強点に遅れてその一過性徐脈の最下点を示すものをいいます．その心拍数減少は，直前の心拍数より算出され，ほとんどの症例では，一過性徐脈の下降開始・最下点・回復が，おのおの子宮収縮の開始・最強点・終了より遅れて出現するとされています．

〔本文 p.33，p.116 参照〕

Question 3

- 32 歳，2 妊 1 産（前回妊娠 39 週で自然分娩）
- 妊娠 39 週 6 日，自然陣痛発来にて入院
- 胎児推定体重：3,250 g
- 羊水インデックス（AFI）＝ 8.2 cm
- 内診所見：頭位，子宮口 4 cm 開大，展退 50%
- 胎児心拍数モニタリングは外測法を施行（3 cm／分）

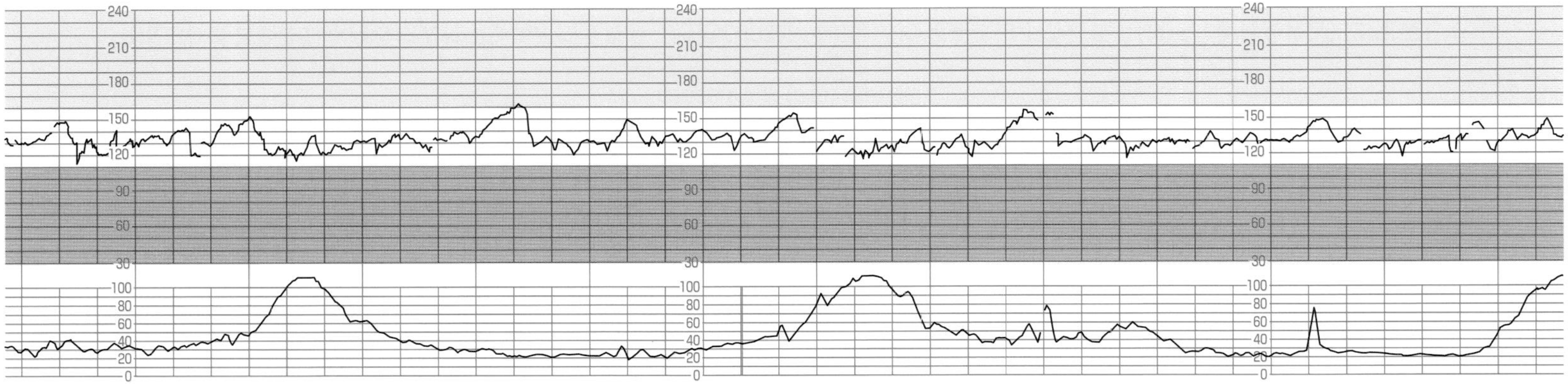

この波形から読みとれる胎児状態は？

読み方のポイント

胎児心拍数モニタリング所見（3 cm／分で記録）は，①**心拍数基線**：正常（整）脈（125 bpm），②**基線細変動**：中等度，③**一過性頻脈**：観察約14分間中，15 bpm・15秒を超える一過性頻脈が4回程度認められる，④**一過性徐脈**：認められない，⑤**子宮収縮**：およそ5分周期で認められる．

Answer 3

胎児状態は良好

(reassuring fetal status)

NICHD委員会や日本産科婦人科学会周産期委員会「胎児心拍数図の用語及び定義検討小委員会」（以下，委員会報告）が定義しているように，①正常基線，②基線細変動正常，③一過性頻脈の存在，④一過性徐脈がない，のすべてが合致し，胎児状態は良好（reassuring fetal status）で正常であると診断します．約5時間後に，3,330 gの男児を自然分娩にて，Apgarスコア9点→9点で出生．臍帯動脈血pH 7.32でした．

〔本文p.97参照〕

Check

一過性頻脈とは？

心拍数が開始からピークまでが30秒未満の急速な増加で開始から頂点までが15 bpm以上，元に戻るまでの持続が15秒以上2分未満のものです．妊娠週数が早い胎児では，大きな「一過性頻脈」が認められないことがあります．そのため，妊娠32週未満では心拍数増加が10 bpm以上，持続が10秒以上のものと定義されています．

〔本文p.102参照〕

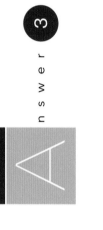

Question 4

- 23 歳，1 妊 0 産，B 型 Rh（+），間接クームス試験：陰性
- 妊娠 36 週 2 日　妊婦健診異常なし，胎児推定体重：2,320 g，NST：reactive，羊水インデックス（AFI）= 9.0 cm
- 妊娠 38 週 2 日　胎動の減少を主訴に来院．血圧 116／76 mmHg，尿蛋白（−），胎児推定体重：2,700 g，羊水インデックス（AFI）= 18.0 cm，胎児腹水・胎児胸水なし（下記モニタリング提示）
- 内診所見：頭位，子宮口閉鎖
- 胎児心拍数モニタリングは外測法を施行（3 cm／分）

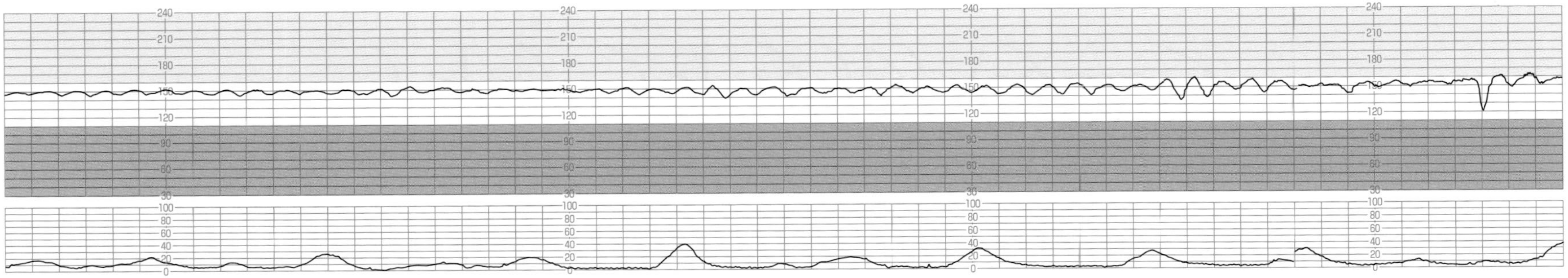

この波形から読みとれる所見は？
どのような胎児状態が推測されるか？

読み方のポイント

胎児心拍数モニタリング所見（3 cm／分で記録）は，心拍数基線ははっきりとは取れないが，145～150 bpm 程度と思われる．また，一過性徐脈や基線細変動は，このモニタリングの範囲内には認められない．振幅 5～10 bpm，1 分当たり約 3 サイクルのサイン曲線様の規則的な心拍数変動が認められる．

Answer 4

サイナソイダルパターン

（sinusoidal pattern）

妊娠満期であり，サイナソイダルパターンと判断したため，胎児機能不全の診断にて緊急帝王切開術が施行されました．2,540 g の男児を Apgar スコア 2 点→5 点で出生．臍帯動脈血 pH 7.00，臍帯静脈では Hct 12.0%，Hb 3.8 g／dL と重度貧血を認めました．

〔本文 p.141 参照〕

Check

サイナソイダルパターンとは？

心拍数曲線が規則的で滑らかなサイン曲線を示すものをいいます．2003 年の周産期委員会報告では，持続時間は問わず，1 分間に 2～6 サイクルで，振幅は平均 5～15 bpm であり，大きくても 35 bpm 以下の波形を称するとされています．

一般的には，1982 年に Modanlou と Freeman が提唱した定義すなわち，①心拍数基線が正常脈，②振幅が 5～15 bpm，③周波数が 2～5 サイクル／分，④ STV（short term variability）が消失または固定，⑤基線を中心としたサイン曲線である，⑥正常な基線細変動あるいは一過性頻脈の部分が認められない，とされています．2010 年の周産期委員会報告では，①持続時間が 10 分以上（2008 年の NICHD の定義では 20 分以上），②滑らかなサインカーブとは short term variability が消失あるいは著しく減少している，③一過性頻脈を伴わない，ということが追加されています．

〔本文 p.142 参照〕

Question 5

- 28 歳，1 妊 0 産
- 妊娠 39 週 6 日，前期破水にて入院
- 胎児推定体重：2,650 g
- 羊水インデックス（AFI） = 2.5 cm
- 内診所見：頭位，子宮口 5 cm 開大，展退 70～80%
- 胎児心拍数モニタリングは内測法を施行（3 cm／分）

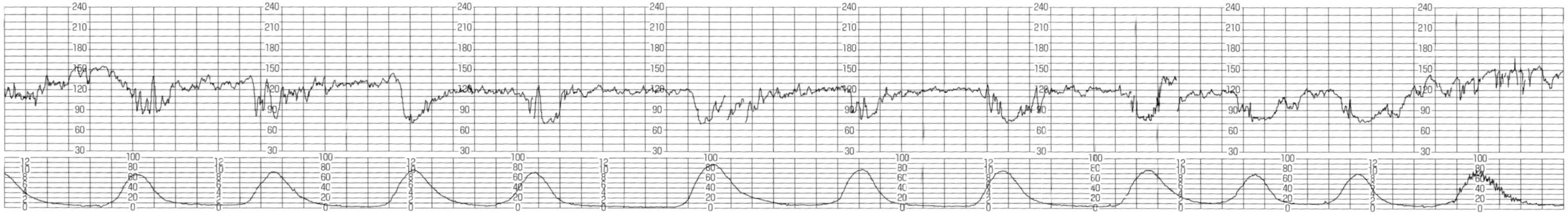

この波形から読みとれる所見は？

読み方のポイント

胎児心拍数モニタリング所見（内測法，3 cm／分で記録）は，①心拍数基線：正常（整）脈（120 bpm），②基線細変動：中等度（moderate），③一過性徐脈：毎回の子宮収縮に伴って，心拍数基線から急速に（abrupt）70～80 bpm まで低下する心拍数減少が 30～60 秒持続し，ほとんどのその徐脈は急速に心拍数基線まで回復，④子宮収縮：およそ 2～2.5 分ごとの子宮収縮を認める．

Answer 5

軽度変動一過性徐脈

(mild variable deceleration)

最下点は 70 bpm 以上 80 bpm 未満ですが，持続時間は明らかに 60 秒以上といえる部分もなく（微妙な徐脈はありますが）軽度変動一過性徐脈と判断します．また，基線細変動は中等度，認めます．

人工羊水注入法（amnioinfusion）を施行し（胎児心拍数モニタリング施行時にはすでに開始しています），約 1 時間半後に吸引分娩にて 2,580 g の男児を Apgar スコア 5 点→ 9 点で出生．臍帯動脈血 pH 7.24，pO_2 20 mmHg，pCO_2 58 mmHg でした．

〔本文 p.123 参照〕

Check

変動一過性徐脈とは？

子宮収縮と関連して出現する周期性（periodic）心拍数変化の一つで，15 bpm 以上の心拍数減少が急速に（abrupt）起こり，その開始から元に戻るまで 15 秒以上 2 分未満を要するものをいいます．子宮収縮に伴って出現する場合には，心拍数減少の開始時期やその程度，またその持続時間や形態が子宮収縮ごとに変動することを特徴とします．

〔本文 p.124 参照〕

Question 6

- 28 歳　1 妊 0 産
- 妊娠 38 週 1 日，正常経過例 NST
- 妊婦健診にて外来受診時
- 胎児推定体重：2,850 g
- 羊水インデックス（AFI） = 12 cm
- 子宮口閉鎖
- 胎児心拍数モニタリングは外測法を施行（3 cm／分）

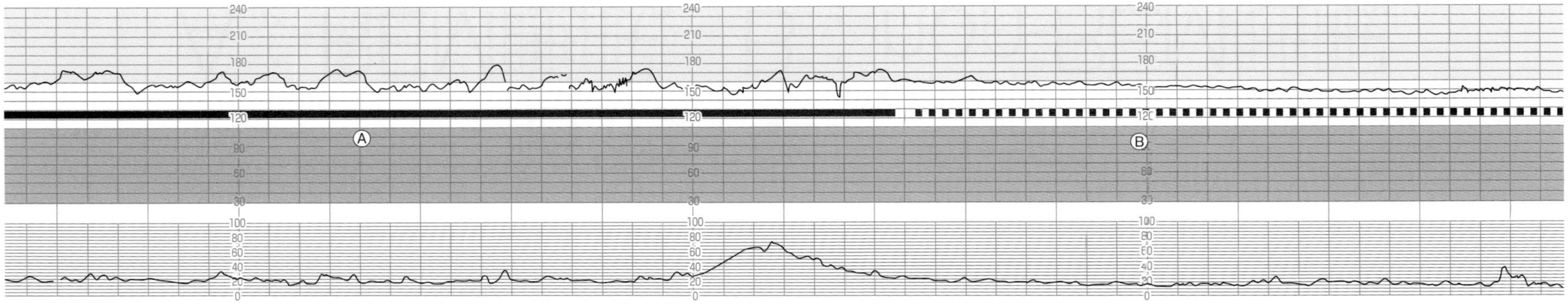

この波形から読みとれる胎児状態は？
また，A の部分と B の部分を説明せよ

読み方のポイント

Aの部分は，基線細変動：正常，一過性頻脈を認める．Bの部分は，基線細変動：減少，一過性頻脈を認めない．

Answer 6

胎児状態は良好
A：REM睡眠（active sleep），B：non-REM睡眠（quiet sleep）

胎児がREM期（active sleep）にあるときには，基線細変動は正常（中等度）で一過性頻脈を認めます．その後，胎児がnon-REM期（quiet sleep）に入った後には，基線細変動は減少し一過性頻脈を認めなくなっています．このようなnon-REM期にあるモニタリングを見て，胎児状態が悪いと判断してはいけません．胎児がnon-REM期（quiet sleep）にあれば，時間経過をみてREM期（active sleep）に変わるのを待つか，あるいは振動音響刺激（vibro-acoustic stimulation：VAS）など胎児刺激を行って，REM期（active sleep）にして，胎児状態が良好である（reassuring）情報を得るようにします．

〔本文p.37参照〕

Question 7

- 38歳　1妊0産
- 妊娠39週2日
- 羊水インデックス（AFI）＝3.5 cm
- 内診所見：子宮口8 cm開大
- 胎児心拍数モニタリングは内測法を施行（3 cm／分）

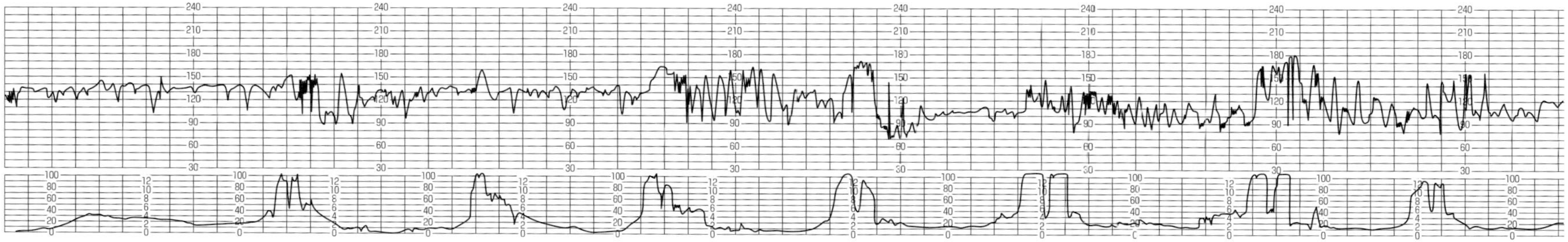

この波形から読みとれる所見は？

読み方のポイント

胎児心拍数モニタリング所見（3 cm／分で記録）は，①心拍数基線：正常脈（130 bpm），②基線細変動：増加，③一過性頻脈：認める，④周期性変動（一過性徐脈）：60 bpm まで低下する徐脈の後，心拍数基線細変動が増加しながら5 分程度，持続する遷延一過性徐脈を認める，⑤子宮収縮：3～4 分ごとに規則的に認める．

Answer 7

基線細変動増加

遷延一過性徐脈出現前後に基線細変動の増加が認められます（Saltatory pattern）．〔本文 p.74，p.76，p.134 参照〕

Check

胎児心拍数基線細変動とは？

1 分間に 2 サイクル以上の胎児心拍数の変動であり，振幅，周波数とも規則性がないものです．これらは，NICHD の基準を参考に（4 段階に分類）されています．

1. 細変動消失（absent）：肉眼的に認められない．
2. 細変動減少（minimal）：5 bpm 以下
3. 細変動中等度（moderate）：6～25 bpm
4. 細変動増加（marked）：26 bpm 以上
5. サイナソイダルパターン

Question 8

- 33 歳，2 妊 0 産（自然流産）
- 妊娠 40 週 0 日，前期破水にて入院，自然陣痛発来
- 胎児推定体重：3,330 g
- 羊水インデックス（AFI）＝ 5.0 cm
- 内診所見：頭位，子宮口 5 cm 開大，展退 80%
- 母体仰臥位にて内測法を用いて胎児心拍数モニタリングを施行（3 cm／分）

※なお，胎児徐脈出現時，母体体位変換を行っている．

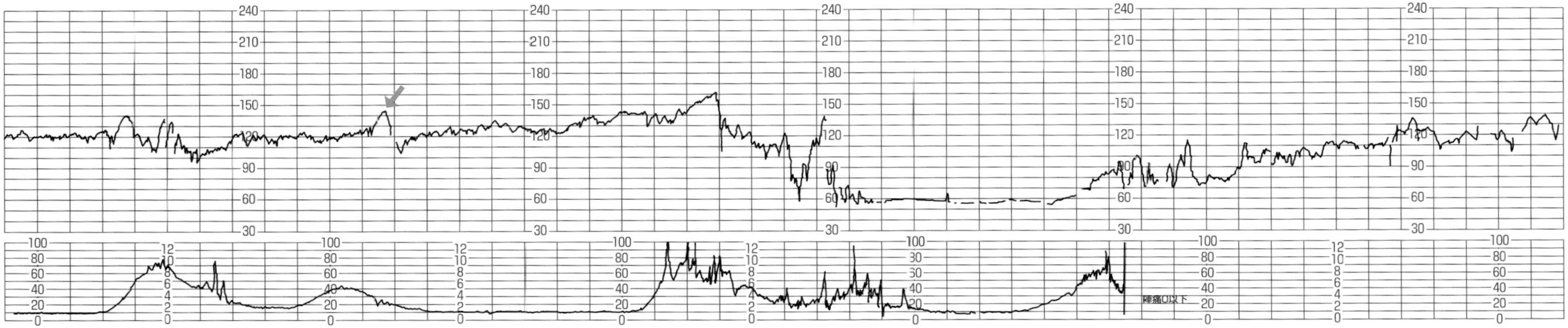

この波形から読みとれる所見は？

Answer 8

読み方のポイント

胎児心拍数モニタリング所見（3 cm／分で記録）は，①**心拍数基線**：一過性徐脈出現前では正常（整）脈（120 bpm），②**基線細変動**：中等度，③**一過性頻脈**：遷延一過性徐脈出現前後で認められる，④**一過性徐脈**：60 bpm まで低下する高度遷延一過性徐脈が約 3 分間持続，⑤**子宮収縮**：およそ 3 分の陣痛周期で 60～70 mmHg 程度の子宮収縮を認める．

高度遷延一過性徐脈

(severe prolonged deceleration)

仰臥位低血圧による高度遷延一過性徐脈と考えられます．遷延一過性徐脈出現前後では，中等度の基線細変動を伴った一過性頻脈を認めます．およそ 4 時間半後に，自然分娩にて 3,450 g の男児を Apgar スコア 7 点→9 点で出生．臍帯動脈血 pH 7.27 であり，胎児アシドーシスは認めませんでした．

【参考】 波形の中の矢印は lambda pattern と呼ばれ，一過性頻脈の直後に軽度の徐脈を認めます．lambda pattern は，Aladjem らが最初に報告しました．分娩中に多く見られ，危険なパターンではないとされています．おそらくは，臍帯の軽度の圧迫あるいは伸展が原因と考えられています．

〔本文 p.131 参照〕

Question 9

- 24歳，3妊0産（2回人工妊娠中絶）
- 妊娠33週0日に全身倦怠感・嘔気，ならびに羊水過少を認め紹介
- 胎児推定体重：2,252 g
- 羊水インデックス（AFI）＝4.4 cm
- 内診所見：頭位，子宮口未開大
- 母体検査：血糖518 mg／dL，HbA1c 6.4%，尿糖（2＋），尿ケトン体（3＋），尿中C-ペプチド3.6 μg／日
- 母体動脈血ガス分析：pH 7.26，pO_2 110.9 mmHg，pCO_2 19.7 mmHg，BE −16.1 mmol／L
- 胎児心拍数モニタリングは外測法を施行（3 cm／分）

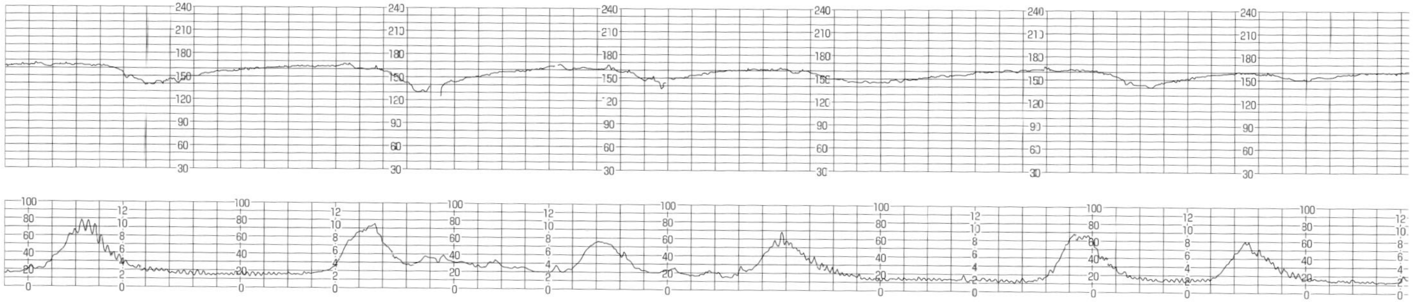

この波形から読みとれる所見は？
どのような病態が推測されるか？

Answer 9

読み方のポイント

胎児心拍数モニタリング所見は，①心拍数基線：頻脈（170 bpm），②基線細変動：減少～消失，③一過性頻脈：認めない，④一過性徐脈：毎回の子宮収縮に伴って，心拍数基線から緩やかに下降し，子宮収縮の最強点に遅れて，その一過性徐脈の最下点を示す周期的な（periodic）心拍数低下を認める，⑤子宮収縮：外測法にて測定，およそ2.5～3分ごとの子宮収縮を認める．

遅発一過性徐脈，糖尿病性ケトアシドーシス

(late deceleration)　(diabetic keto-acidosis：DKA)

頻発する（recurrent）遅発一過性徐脈と考えられます．基線細変動はかなり減少し，一過性頻脈は認めません．劇症1型糖尿病と診断され，十分なる補液とインスリンの静脈内投与が行われました．子宮口未開大にて，腹式帝王切開術施行．1,990 gの女児をApgarスコア2点→7点で出生．臍帯動脈血pH 6.98，pO_2 8.2 mmHg，pCO_2 67.9 mmHg，BE －16.9 mmol／L，血糖155 mg／dLでした．

本症例は，妊娠週数がある程度進んでいたこと，また，劇症1型糖尿病であったことより，インスリン静脈投与後帝王切開が選択されました．しかし，糖尿病性ケトアシドーシス症例では，母体血糖値の正常化とともに胎児状態も改善し，胎児心拍数モニタリングにおいても基線細変動や一過性頻脈も認めるようになるといわれており，必ずしも急速遂娩が必要とは限りません．糖尿病性ケトアシドーシス症例で，なぜ胎児死亡や胎児機能不全となるのかはっきりとは解明はされていませんが，母体アシドーシスに伴う水素イオンの増加が胎児へ移行し，胎児アシドーシスとなるため，あるいは子宮胎盤血流が減少するためと考えられています．

〔本文p.116参照〕

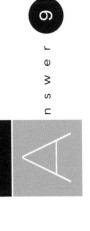

Question 10

- 20歳台　X妊0産
- 妊娠39週X日　母体合併症なし　胎児推定体重　2,800 g台
- 自然陣痛にて子宮口全開大，分娩第2期
- 母体は陣痛に合わせて努責している．
- 胎児心拍数モニタリングは外測法を施行（3 cm／分）

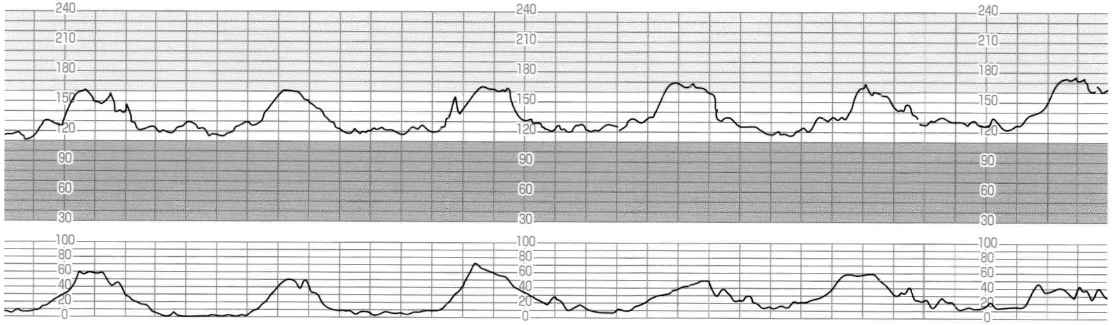

この波形から考えられる所見は？

Answer 10

読み方のポイント

①心拍数基線：115 bpm か 160 bpm かどちらか
②基線細変動：中等度
③一過性頻脈：心拍数基線を 115 bpm とすると，陣痛ごとに出現する子宮収縮に一致した大きな一過性頻脈と考えられる
④一過性徐脈：心拍数基線を 160 bpm とすると，約 40 bpm 程度低下する高度遅発一過性徐脈と考えられる
⑤子宮収縮：分娩第 2 期であり，2 分ごとに認める

母体心拍

心拍数基線を 115 bpm とすると，陣痛ごとに出現する子宮収縮に一致した大きな一過性頻脈（40 bpm を超える振幅で 70 秒を超える持続）が出現していると考えられますが，周期的な胎児一過性頻脈の出現とすると既に子宮口が全開大であり不自然な感じがあります（一過性頻脈が周期的に出現するということはほとんどありません）．また，心拍数基線を 160 bpm とすると，子宮収縮ごとに約 40 bpm 程度低下する高度遅発一過性徐脈とも考えられます．分娩第 2 期であり，基線細変動を中等度認めるため，そのまま自然分娩となりました．2,800 g 台，Apgar スコア 0 点→1 点，臍帯動脈 pH 6.8 台で出生しました．出生直後の児に心拍が確認できず，分娩直前のモニタリング上の胎児心拍数と大きな乖離があり，母体心拍を記録していたものと考えられました．

〔本文 p.179 参照〕

Check

▶以下の文章を読み，正しいものに○，間違っているものに×を付けよ．◀

（全 105 問　解答時間の目安：40 分）

▶胎児心拍数モニタリングの有用性（解答：本文 p. 17）

①胎児心拍数モニタリングが行われるようになり，明らかに脳性麻痺症例の発生頻度が減少した．

②間欠的胎児心拍数聴取とは，ドプラ法を用いて瞬間的な胎児心拍数をカウントすることをいう．

③正常基線，正常基線細変動（中等度），一過性頻脈の存在，一過性徐脈がない，の全てが当てはまる場合，胎児状態はほぼ 100%良好（reassuring fetal status）と言える．

④振動音響刺激（VAS）を行って一過性頻脈が認められる場合（試験陰性），胎児がアシデミアになっている可能性は低い．

⑤振動音響刺激（VAS）を行って一過性頻脈が認められない場合（試験陽性），胎児がアシデミアになっている可能性が高い．

▶胎児機能不全と胎児 well-being 評価法（解答：本文 p. 24）

⑥欧米における non-reassuring fetal status に相当する邦語として胎児機能不全を使用する．

⑦胎児機能不全とは，胎児が健康であることに確信がもてないことを意味している．

⑧胎児心拍数モニタリングによる胎児評価は，偽陰性率（胎児状態が良好という結果が出ているのにもかかわらず死産となる確率）が極めて低いことが特徴である．

⑨胎児心拍数モニタリングによる胎児評価は，偽陽性率（胎児状態が不良という結果が出ているのにもかかわらず新生児異常がない確率）が極めて低いことが特徴である．

⑩羊水量の減少，胎児血流ドプラ波形の異常，胎児成長の停止は，慢性的な子宮内環境の悪化を示唆する．

▶胎児心拍数の制御機構（解答：本文 p. 30）

⑪妊娠 5 週ごろまでに胎児心拍動が確認でき，以後直線的に心拍数は減少していく．

⑫心機能促進や抑制中枢，ならびに血管運動中枢は延髄にある．

⑬迷走神経（副交感神経）は有髄神経で神経末端からアセチルコリンが分泌される．

⑭血圧が急激に上昇すると動脈壁を伸展させ圧受容体が興奮し，迷走神経活動を亢進させるとともに，交感神経活動を抑制して血管拡張，徐脈，心収縮力の低下を起こし，血圧を低下させる．

⑮基線細変動の発生には，交感神経が優位に働いている．

▶胎児心拍数陣痛図の読み方（解答：本文 p. 36）

⑯胎児心拍数モニタリングは 20 分間施行して判定する．

⑰胎児心拍数モニタリングの記録速度は 3 cm／分を原則とする．

⑱一過性徐脈が急速な徐脈なのか緩やかな徐脈なのかの判断は，目でみて波形で判断することを基本とする．

⑲子宮収縮がない場合でも，全ての一過性徐脈のパターンは判読する．

⑳一過性徐脈において，20 分間に起こった子宮収縮に伴って，その 90%以上に認められた場合を頻発（recurrent）という．

▶胎児睡眠サイクルによる評価（解答：本文 p. 42）

㉑満期の胎児は REM 期（active sleep）と non-REM 期（quiet sleep）の睡眠のサイクルをおよそ 2 時間のサイクルで変化させている．

㉒胎児が REM 期（active sleep）にある時に，正常心拍数基線細変動と一過性頻脈を認める．

㉓胎児が non-REM 期（quiet sleep）にある時には，心拍数基線細変動は減少し一過性頻脈は認めない．

㉔胎児が non-REM 期（quiet sleep）にある時には REM 期（active sleep）にある時に比べ，一過性徐脈が出現しやすい．

㉕胎児が低酸素血症やアシデミアになってくると，REM 期（active sleep）が長くなってくる．

▶胎児心拍数モニタリング（分娩監視装置）の装着

（解答：本文 p. 47）

㉖外測法とは母体腹壁に装着した超音波ドプラのトランスデューサーから胎児心拍信号を計測している．

㉗内測法は，破水していないと行うことはできない．

㉘分娩中は，仰臥位でのモニタリングが望ましい．

㉙胎児心拍数モニタリング（分娩監視装置）の装着中は，適宜，母体血圧や母体心拍数を計測する．

㉚心拍数基線細変動の評価には外測法の方が優れている．

▶「産科医療補償制度・再発防止に関する報告書」に学ぶ

（解答：本文 p. 57）

㉛オキシトシンによる分娩誘発中には必ず，胎児心拍数モニタリングを連続的に行う．

㉜間欠的胎児心拍数聴取でも一過性徐脈の分類は可能である．

㉝入院時は，20 分間胎児心拍数モニタリングを施行して，胎児状態を評価する．

㉞分娩中，母体が排尿・排便をした場合，胎児心拍数を確認する．

㉟硬膜外麻酔による無痛分娩中に，分娩第 1 期の活動期にならなければ，連続的胎児心拍数モニタリングを行う必要はない．

▶胎児心拍数基線（FHR baseline）（解答：本文 p. 69）

㊱心拍数基線で正常（整）脈は 120～160 bpm である．

㊲心拍数基線は，おおよその平均心拍数として，125 bpm，140 bpm のように 5 の倍数として表す．

㊳心拍数基線は妊娠週数と関係し，妊娠経過とともに迷走神経の緊張（vagal tone）が増加していくため，減少していく．

㊴母体にリトドリン塩酸塩を投与すると，胎児徐脈を起こすことがある．

⑩母体が発熱していると，胎児心拍数基線の増加を起こすことがある．

▶胎児心拍数細変動（FHR variability）（解答：本文 p. 79）

㊶胎児心拍数モニタリングの記録速度が 1 cm／分であっても 3 cm／分であっても，心拍数基線細変動は同様に評価可能である．

㊷胎児心拍数基線細変動は 4 段階に分類され，中等度（moderate）を正常とする．

㊸胎児心拍数基線細変動が正常であれば，胎児にアシドーシスを認めることは少ない．

㊹胎児心拍数基線細変動は REM 期で減少する．

㊺胎児心拍数基線細変動は妊娠経過とともに減少する．

▶頻脈（tachycardia）（解答：本文 p. 87）

㊻胎児心拍数基線が 170 bpm を超える場合，頻脈と呼ぶ．

㊼胎児期に見つかる不整脈は，期外収縮が多い．

㊽胎児の上室性頻拍では，非免疫性胎児水腫となることがある．

㊾ 200 bpm を超える胎児の上室性頻拍では，胎児心拍数モニタリング上，正常脈を示すことがある．

㊿胎児頻脈を起こすと，基線細変動は増加する．

▶徐脈（bradycardia）（解答：本文 p. 94）

51胎児心拍数基線が 120 bpm 未満の場合，徐脈と呼ぶ．

52胎児上室性期外収縮では心奇形を認めることが多い．

53胎児洞性徐脈では心奇形の存在に注意が必要である．

54母体の抗 SS-A 抗体が，胎児に完全房室ブロックを起こすことがある．

55胎児の頻脈性不整脈では非免疫性胎児水腫となることがあるが，徐脈性不整脈では非免疫性胎児水腫となることはない．

▶一過性頻脈（acceleration）（解答：本文 p. 105）

56 Non stress test（NST）の目的は，一過性頻脈の出現を確認することである．

57一過性頻脈の存在は，正常な心拍数基線および中等度基線細変動と同様に，良好な胎児状態を保証する（reassuring fetal status）．

58一過性頻脈の評価基準は，妊娠週数に関係なく，いつも同じ基準で評価することを原則とする．

59一過性頻脈の存在は胎児アシドーシスの存在を否定し，その信頼度は極めて高い．

60 20 分間施行した NST で non reactive の場合，胎児状態が不良である可能性が極めて高い．

▶早発一過性徐脈（early deceleration）（解答：本文 p. 111）

61早発一過性徐脈とは，子宮収縮に伴って心拍数が緩やかに減少し，子宮収縮の消退とともに回復する心拍数の低下で，子宮収縮の最強点より早く徐脈の最下点を示すものをいう．

62頭位分娩時の胎児心拍数モニタリングで，早発一過性徐脈は児頭圧迫による．

⑥③早発一過性徐脈は，心拍数が 100 bpm 以下に下降することが多い.

⑥④早発一過性徐脈の頻発は急速遂娩の適応となる.

⑥⑤早発一過性徐脈は分娩第 1 期に出現することが多い.

▶遅発一過性徐脈（late deceleration）（解答：本文 p. 121）

⑥⑥遅発一過性徐脈とは，子宮収縮に伴って心拍数が緩やかに減少し，子宮収縮の消退とともに緩やかに回復する心拍数の低下で，子宮収縮の最強点に遅れて徐脈の最下点を示すものをいう.

⑥⑦遅発一過性徐脈は胎児低酸素症を疑う最初の所見である.

⑥⑧遅発一過性徐脈の頻発は急速遂娩を考慮する.

⑥⑨真の non-reactive であれば，CST（contraction stress test）は陰性（negative）である.

⑦⓪初期の遅発一過性徐脈の出現形態として，子宮収縮後の細変動増加として認められることがある.

▶変動一過性徐脈（variable deceleration）

（解答：本文 p. 129）

⑦①変動一過性徐脈とは，15 bpm 以上の心拍数減少が急速に起こり，その開始から元に戻るまでに 10 秒以上 60 秒未満を要するものをいう.

⑦②変動一過性徐脈は，分娩中，最も頻回に認められる一過性徐脈である.

⑦③変動一過性徐脈は臍帯圧迫により出現することが多い.

⑦④分娩中，羊水過少を伴う変動一過性徐脈を認めた場合，人工羊水注入を行うと，帝王切開率減少や児の予後改善につながる.

⑦⑤胎児が non REM 期（quiet sleep）にある時には，変動一過性徐脈は出現しにくい

▶遷延一過性徐脈（prolonged deceleration）

（解答：本文 p. 138）

⑦⑥遷延一過性徐脈とは，心拍数が基線より 30 bpm 以上低下し，徐脈開始から元に戻るまで 2 分以上 10 分未満の徐脈をいう.

⑦⑦一過性徐脈が 20 分以上続いた場合，基線が変化したものとして徐脈とする.

⑦⑧遷延一過性徐脈は過強（過長）陣痛（子宮収縮）で起こりやすい.

⑦⑨遷延一過性徐脈は母体が仰臥位のときに起こりやすい.

⑧⓪連続した変動一過性徐脈や遅発一過性徐脈の後に出現した遷延一過性徐脈は回復しやすい.

▶サイナソイダルパターン（sinusoidal pattern）

（解答：本文 p. 148）

⑧①サイナソイダルパターンでは，通常，正常な基線細変動と一過性頻脈は認めない.

⑧②サイナソイダルパターンは胎児貧血で認めることが多い.

⑧③本邦では胎児貧血の原因として，血液型不適合妊娠が多い.

⑧④サイナソイダルパターンを認めた場合，急速遂娩の適応となる.

⑧⑤胎児貧血の臨床症状として，胎動減少を認めることがある.

▶珍しい症例（解答：本文 p. 162）

(86)通常とは異なる細変動が少ない変動一過性徐脈の後に認めるスムーズな一過性頻脈はオーバーシュートと呼ばれ，予後不良である.

(87)チェックマークパターンは，胎児の痙攣やあえぎ呼吸が原因で発生すると考えられており，予後不良である.

(88)胎児の中枢神経系異常では，奇怪な心拍数パターンを認めることがある.

(89)胎児の中枢神経系異常では，胎児刺激にて一過性頻脈が認められる.

(90)胎児の中枢神経系異常では，一過性徐脈を認めることはない.

▶双胎の胎児心拍数モニタリング（解答：本文 p. 169）

(91)双胎妊娠における胎児心拍数モニタリングの判読には，双胎用の基準がある.

(92)一絨毛膜二羊膜双胎では特に，一過性頻脈の出現を含めた胎児 behavior パターンに同期性が認められる.

(93)一絨毛膜二羊膜双胎では二絨毛膜二羊膜双胎に比べ，臍帯付着部異常の頻度が高い.

(94)双胎間に体重差を認める場合には，大きい児の方に臍帯異常を認める頻度が高い.

(95)双胎妊娠である場合，両児の心拍数を同時に記録できる分娩監視装置を使用することが望ましい.

▶子宮内感染例の胎児心拍数モニタリング（解答：本文 p. 176）

(96)絨毛膜羊膜炎は上行感染によって発症することは少ない.

(97)母体が発熱し胎児頻脈になっていると，胎児の酸素の絶対的必要量が増加し，相対的に酸素不足に陥っている可能性が高い.

(98)母体に発熱を認め胎児心拍数基線が 160 bpm を超える場合，臨床的絨毛膜羊膜炎が疑われる.

(99)臨床的絨毛膜羊膜炎と診断され，基線細変動の減少と一過性頻脈を認めない状態が持続する場合，早期娩出を心掛ける.

(100)組織学的絨毛膜羊膜炎は脳性麻痺発症と強い関連を認めるが，臨床的絨毛膜羊膜炎と脳性麻痺発症との関連性は低い.

▶胎児心拍数モニタリングにおけるピットフォール症例（解答：本文 p. 186）

(101)心拍数トランスデューサーや陣痛トランスデューサーは，装着後は位置を変えないことを原則とする.

(102)分娩第 1 期の活動期から第 2 期に，陣痛や母体の努責に伴って一過性頻脈が認められた場合，母体心拍との鑑別が必要である.

(103)ドプラプローブの装着が不良である場合，雑音を心拍数基線細変動として捉えてしまうことがあり注意が必要である.

(104)陣痛計（圧トランスデューサー）がベルトできつめに腹部のどこでも固定されていれば，陣痛は山（凸）として記録される.

(105)周期的に一過性頻脈様のパターンを認めた場合，心拍数基線を同定して，遅発一過性徐脈ではないか確認する必要がある.

おつかれさまでした.
解答は本文ならびにダウンロード資料でご確認ください.

理解度 Check! の解答はダウンロード資料でご確認ください。
ダウンロード方法およびロック解除キーは、本文 p.10 をご覧ください。

MC メディカ出版